MATREIÐSLUBÓKIN FYRIR HOLL MÁLTÍÐ

I0105333

100 HOLLAR UPPSKRIFTIR FYRIR KALORÍUSNAUÐAR OG 6 SKREF FYRIR SKREF VIKULEGAR MATARÁÆTLANIR

Jenný Jónsdóttir

EFNISYFIRLIT

EFNISYFIRLIT **3**

INNGANGUR **7**

MORGUNMATUR **8**

1. FRYSTI MORGUNMATUR BURRITOS 9
2. HAFRAR YFIR NÓTT 12
3. GRÆNMETIS MORGUNMATSBAKAÐ 14
4. MORGUNVERÐARSAMLOKUR Í FRYSTI 17
5. BANANAHNETUR MINI-MUFFINS 19
6. KALKÚNAKJÖTSMUFFINS 22
7. BAUNASALSASALAT 25
8. GRÆNMETISPAKKAÐ FRITTATA 27
9. AL-AMERÍSKUR MORGUNVERÐUR 29
10. MORGUNVERÐARFYLLTAR SÆTAR KARTÖFLUR 32
11. BLÁBERJA HAFRAMJÖL JÓGÚRT PÖNNUKÖKUR 35
12. BÚDDA MORGUNVERÐARSKÁLAR 38
13. MASON JAR CHIA BÚÐINGUR 41
14. RAINBOW LIME CHIA PUDDING 43
15. TROPICAL COCONUT CHIA PUDDING 45
16. BLÁBERJASÍTRÓNUOSTAKÖKUHAFRAR 47
17. MORGUNVERÐAR SMJÖRDEIGSSAMLOKUR 49
18. HVÍTLAUKSSVEPPUR HAFRAMJÖL 51
19. PB-HAFRAR MORGUNVERÐARSKÁL 54
20. PRÓTEIN KRAFTVÖFFLUR 56
21. REYKTUR LAX MINI-BAGEL BAR 58

SMOOTHIES **60**

22. BERJARÓFU SMOOTHIE 61
23. BANANA-HNETUSMJÖR „MJÓLKURHRISTINGUR" 63
24. ANDOXUNAREFNI ACAI BERJA SMOOTHIE 65
25. BERJAMELÓNU SMOOTHIE 67

26. BLACK FOREST SMOOTHIE 69

27. BLÁBERJABÖKUSLÉTTUR 71

28. GULRÓT ENGIFER SMOOTHIE 73

29. RJÓMALÖGUÐ GYÐJA SMOOTHIE 75

30. GARÐA KÍVÍ SMOOTHIE 77

31. GRÆNN DETOX SMOOTHIE 79

32. GRÆNT PRÓTEIN SMOOTHIE 81

33. GULRÓT TÚRMERIK SMOOTHIE 83

34. PEACH MELBA SMOOTHIE 85

35. RAINBOW KÓKOS SMOOTHIE 87

36. HITABELTISGRÆNN SMOOTHIE 90

37. TROPICAL QUINOA SMOOTHIE 92

SNÍKAKASSI 94

38. ANTIPASTO SNAKKBOX FYRIR TVO 95

39. BUFFALO-KJÚKLINGASELLERÍ SNAKKBOX 97

40. KJÚKLINGUR OG HUMMUS BISTRO KASSI 99

41. SÚKKULAÐI-JARÐARBERJA ORKUBITAR 101

42. DELI SNAKKBOX 104

43. PIZZASNAKK 106

44. GRÍSKT KJÚKLINGABAUNAKRAFTSALAT 108

45. GRÆNKÁLSFLÖGUR SNAKKBOX 111

48. LÍTIL GRASKER PRÓTEIN KLEINUHRINGIR 114

49. RAINBOW HUMMUS GRÆNMETISHJÓL 117

50. SALSA SNAKKBOX 120

51. HEIMALAGAÐUR HUMMUS 123

52. TRAIL MIX 125

53. OLÍULAUST PESTÓ 127

54. EGGJAMUFFINS 129

55. TÓFÚBITAR 131

56. KJÚKLINGASALAT 133

57. TEX-MEX QUINOA 135

58. UNDIRBÚNINGUR FYRIR TÚNFISKSALAT 138

HEIMUR HÁDEGISVERÐUR 141

59. KJÚKLINGABURRITO SKÁLAR 142

60. KJÚKLINGUR TIKKA MASALA 145

61. GRÍSKAR KJÚKLINGASKÁLAR 148

62. TILBÚNAR NAUTAKJÖTSSKÁLAR FYRIR KÓRESKA MÁLTÍÐ 152

63. MASON JAR KJÚKLINGUR OG RAMEN SÚPA 156

64. MASON JAR BOLOGNESE 159

65. MASON JAR LASAGNA 162

66. MISO ENGIFER DETOX SÚPA 166

67. FYLLTAR SÆTAR KARTÖFLUR 169

68. KÓRESKAR KJÚKLINGAFYLLTAR KARTÖFLUR 171

69. FYLLTAR KARTÖFLUR MEÐ GRÆNKÁLI OG RAUÐUM PIPAR 174

70. SINNEPSKJÚKLINGAFYLLTAR KARTÖFLUR 177

71. SVARTAR BAUNIR OG PICO DE GALLO FYLLTAR KARTÖFLUR 180

72. KÚRBÍTSNÚÐLUR MEÐ KALKÚNAKJÖTBOLLUM 183

73. AUÐVELDAR KJÖTBOLLUR 186

74. 3-HRÁEFNISSÚPA 188

75. SLOW COOKER SALSA TYRKLAND 190

76. BURRITO-BOWL-IN-A-JAR 192

KALDUR HÁDEGISVERÐUR **194**

77. CARNITAS MÁLTÍÐARSKÁLAR 195

78. CHICAGO PYLSU SALAT 198

79. FISH TACO SKÁLAR 201

80. UPPSKERU COBB SALAT 205

81. BUFFALO BLÓMKÁLS COBB SALAT 209

82. MASON KRUKKA RÓFUR OG RÓSAKÁL 212

83. MASON JAR SPERGILKÁL SALAT 215

84. MASON JAR KJÚKLINGASALAT 217

85. MASON KRUKKA KÍNVERSKT KJÚKLINGASALAT 220

86. MASON JAR NIÇOISE SALAT 223

87. KRYDDAÐAR TÚNFISKSKÁLAR 226

88. STEIKUR COBB SALAT 229

89. SÆTAR KARTÖFLU NÆRINGARSKÁLAR 232

90. TÆLENSKAR KJÚKLINGABÚDDASKÁLAR 235

91. Tælenskar hnetukjúklingapakkar 239

92. Kalkúna spínat hjól 242

93. Kalkúna taco salat 244

94. Mjög grænt mason krukkusalat 246

95. Kúrbít vorrúlluskálar 249

FRYSTIKÆTI **252**

96. Butternut squash franskar 253

97. Gulrót engifer súpa 256

98. Ostur kjúklingur og spergilkál hrísgrjón pottur 259

99. Kjúklinga- og kínóa tortilla súpa 262

100. Kalkúna tamale bökur með maísbrauðskorpu 266

NIÐURSTAÐA **270**

KYNNING

Máltíðarundirbúningur er leyndarmál allra fræga fólksins sem er í áreynslulausu hæfni og reikar um LA – það er það sem margir af helstu einkakokkunum gera til að halda viðskiptavinum sínum á réttri braut og ánægðir.

Undirbúningur máltíðar gerir það auðvelt að hafa fullkomlega skammtaða, kaloríusnauða, heilfæðismáltíð innan seilingar hvenær sem er. Með því að undirbúa máltíð um helgar og skipta máltíðum í rétta, kaloríustýrða skammta er jafn auðvelt að grípa tilbúna kóresku bibimbap skálina þína á annasömu vikukvöldi eins og að grípa í verslun keypta, natríumhlaðna útgáfu eða útgáfa af kaloríuríkri útfærslu.

Morgunmatur

1. Frysti morgunmatur Burritos

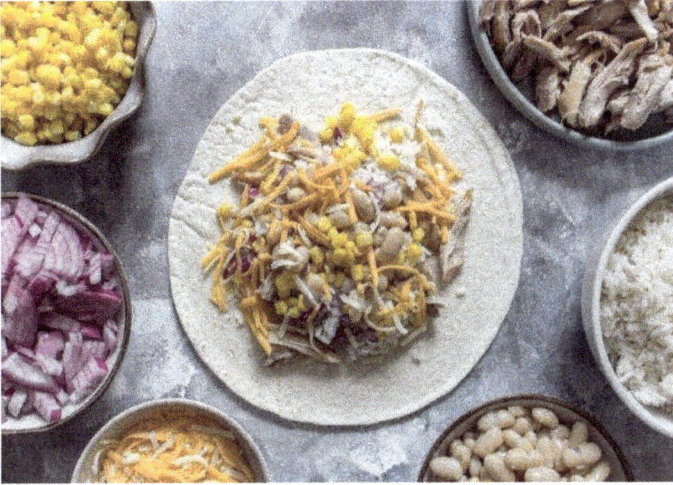

Gefur 12 burritos

Hráefni

- ½ bolli (80 g) saxaður laukur

- 1 bolli (70g) sveppir í teningum

- 2 bollar (80g) saxað spínat

- 2 bollar egg (480g) tacokrydd (pakki eða heimabakað)

- 1 bolli (100 g) tómatar í teningum

- 12-16 únsur. (340-450g) soðinn malaður kalkúnn/pylsa

- 12 tortillur (lágkolvetna, spírað korn og heilhveiti eru allt frábærir ljóskostir)

- fituskertur ostur, valfrjálst

1. Frysti morgunmatur Burritos

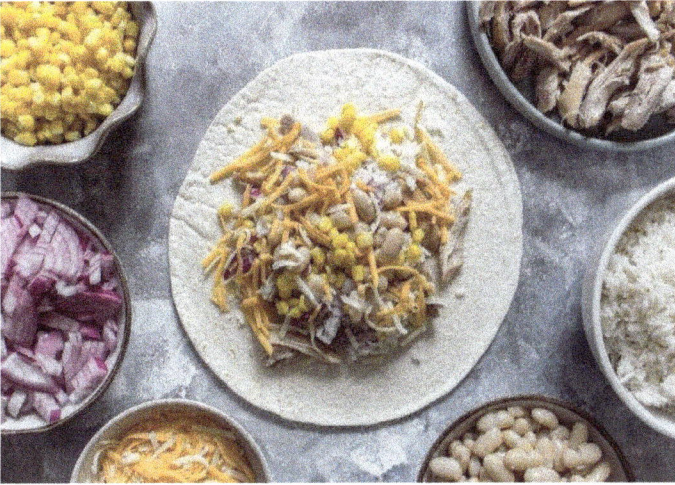

Gefur 12 burritos

Hráefni

- $\frac{1}{2}$ bolli (80 g) saxaður laukur

- 1 bolli (70g) sveppir í teningum

- 2 bollar (80g) saxað spínat

- 2 bollar egg (480g) tacokrydd (pakki eða heimabakað)

- 1 bolli (100 g) tómatar í teningum

- 12-16 únsur. (340-450g) soðinn malaður kalkúnn/pylsa

- 12 tortillur (lágkolvetna, spírað korn og heilhveiti eru allt frábærir ljóskostir)

- fituskertur ostur, valfrjálst

Leiðbeiningar

a) Steikið laukinn í smá eldunarúða þar til hann er hálfgagnsær og mjúkur, aðeins nokkrar mínútur. Bætið við sveppum og spínati. Leyfðu spínatinu að visna.

b) Þeytið egg og eggjahvítur saman. Hellið í upphitaða pönnu og hrærið eggjum þar til það er eldað.

c) Bætið kjöti, taco kryddi og tómötum út í, hrærið vel til að blanda saman og hjúpa.

d) Fylltu tortillur með blöndu og toppaðu með klípu af fituskertum osti ef vill.

e) Brjóttu tortillurnar saman í burritos, stingdu í hliðarnar svo fyllingin sé að fullu lokuð og settu inn í plastfilmu til að halda löguninni. Frystu!

f) Þegar þú ert tilbúinn til að njóta skaltu hita aftur í örbylgjuofni í um það bil 1-2 mínútur, snúið hálfa leið.

2. Hafrar yfir nótt

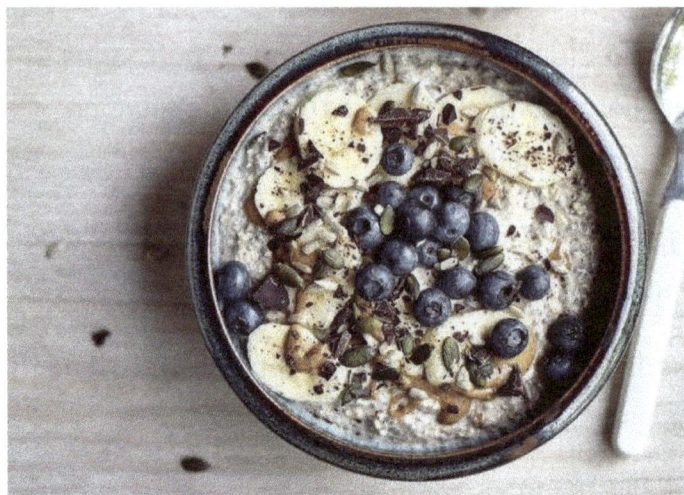

Afrakstur 1 ár

Hráefni

- $\frac{1}{2}$ bolli (40g) hafrar (hvers konar dugar!)

- $\frac{1}{2}$ bolli (120 ml) möndlumjólk (eða mjólk að eigin vali)

- 1 skeið súkkulaðipróteinduft (valfrjálst)

- $\frac{1}{4}$ bolli (75 g) stappaður banani

- 2 matskeiðar af grískri jógúrt

- 1 msk hnetusmjör

- stevía, hunang eða sætuefni að eigin vali, eftir smekk

Leiðbeiningar

a) Blandið öllu hráefninu saman í krukku, stillið sætleika og áferð eftir smekk.

b) Settu krukkuna í kæli yfir nótt eða í að minnsta kosti 4 klukkustundir.

c) Takið úr kæli og borðið kalt!

d) Gerðu allt að 5 daga fyrirvara og geymdu í ísskáp.

3. Grænmetis morgunmatsbakað

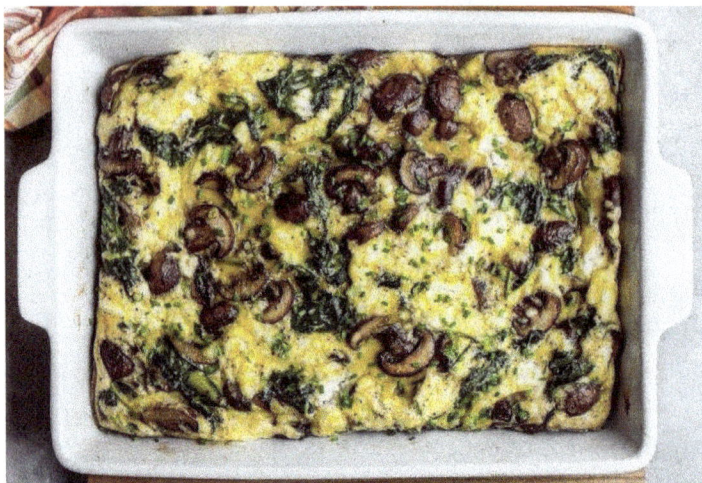

Gefur 12 skammta

Hráefni

- 1 bolli (160g) laukur, saxaður

- 1 matskeið saxaður hvítlaukur

- 4 únsur. (115g) sneiðar sveppir

- 1 pakki frosið spínat, eða 1 poki ferskur (254g)

- 1 10 únsur. (280g) poki af frosnu spergilkáli, þiðnað

- 4 sneiðar (112g) heilhveiti eða spírað kornbrauð, skorið í teninga (um $\frac{1}{2}$")

- 4 egg

- 3 bollar (720g) eggjahvítur/uppbót

- 2 bollar (480 ml) möndlumjólk

- $\frac{1}{2}$ bolli (60 g) svissneskur ostur

- $\frac{1}{2}$ tsk múskat

- $\frac{3}{4}$ tsk salt (tvö bragð)

- $\frac{1}{2}$ tsk pipar (tvö bragð)

- $\frac{1}{2}$ bolli (60 g) fituskert cheddar ostur

Leiðbeiningar

a) Steikið lauk, hvítlauk, sveppi og spínat á pönnu með eldunarúða (þú getur notað olíu en næringarupplýsingar eru mismunandi). Blandið saman við þídd spergilkál. Setja til hliðar.

b) Dreifið brauðteningum yfir bökunarréttinn .

c) Þeytið saman egg, eggjahvítur/uppbót, möndlumjólk, svissneskan ost, múskat, salt og pipar.

d) Leggðu grænmetið yfir brauðið og haltu 2 lögum eftir bestu getu.

e) Hellið eggjablöndu yfir allt bökunarformið, þekur alveg bæði lögin af brauði/grænmeti.

f) Lokið og kælið yfir nótt (um það bil 8 klukkustundir).

g) Á morgnana, hita ofninn í 350F (180C). Toppið bakið með cheddar osti. Bakið í 50-60 mínútur þar til osturinn er farinn að brúnast og eggin eru soðin í gegn.

h) Gleymdu heitt, geymdu til upphitunar eða njóttu kalt síðar!

i) Endist í 5 daga í kæli, eða 3-4 mánuði í frysti.

4. Frysti Morgunverðarsamlokur

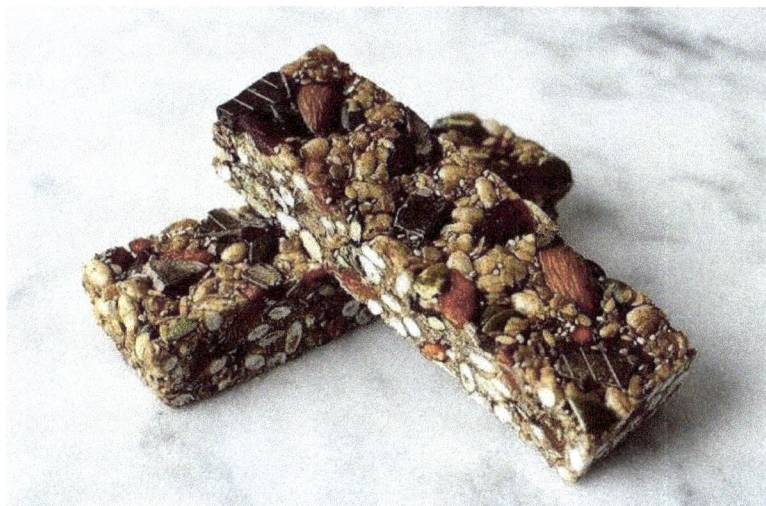

Gefur 6 samlokur

Hráefni

- 1 ½ bolli egg (360g) eða eggjahvítur/uppbót, kryddað með salti og pipar

- 6 enskar muffins (heilhveiti eða spírað korn)

- 12 sneiðar kjúklingur eða skinka

- 6 sneiðar þunnt sneiðar cheddar ostur

Leiðbeiningar

a) Forhitið ofninn í 375F (190C).

b) Úðið niður 6 litlum ramekinum með matreiðsluúða og hellið ¼ bolla (60 g) eggjablöndu í hverja. Bakið í 15-20 mínútur, þar til það er alveg stíft. Setjið til hliðar og látið kólna.

c) Þegar það hefur kólnað að snerta skaltu setja saman samlokur. Setjið egg ofan á ensku muffins, fylgt eftir með 2 sneiðum af sælkjöti, 1 sneið af þunnum cheddar osti og efst á muffins.

d) Pakkið inn í plastfilmu og flytjið í stærri plastpoka eða plastgeymsluílát.

5. Bananahnetur Mini Muffins

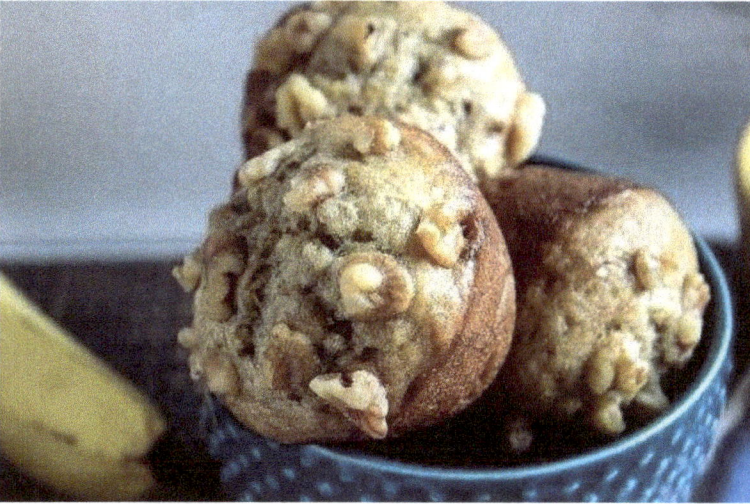

Gefur 24 mini muffins

Hráefni

- 2 bananar, stappaðir

- 1 egg

- $\frac{3}{4}$ bolli (60 g) haframjöl

- 2 matskeiðar af hnetusmjöri

- 1 tsk vanillu

- $\frac{3}{4}$ tsk lyftiduft

- $\frac{1}{2}$ tsk kanill

- 1-2 matskeiðar stevía eða kornótt sætuefni að eigin vali, eftir smekk

- $\frac{1}{4}$ bolli (30g) muldar valhnetur, auk viðbótar til áleggs ef vill

Leiðbeiningar

a) Forhitið ofninn í 375F (190C).

b) Blandið öllu hráefninu saman, blandið vel saman. Stilltu
    sætleika eftir smekk - bananarnir eru frábært náttúrulegt
    sætuefni svo þú þarft kannski ekki mikið!

c) Flyttu yfir í lítið muffinsform sem hefur verið sprautað með
    matreiðsluúða, fylltu um $\frac{3}{4}$ af leiðinni.

d) Bakið í 10-12 mínútur, þar til tannstöngull kemur hreinn út og
    þeir eru orðnir ljósgulbrúnir.

e) Látið kólna aðeins áður en það er tekið af pönnunni og
    borðað!

f) Endist 1 viku í kæli, eða 2-3 mánuði í frysti.

6. Kalkúna kjötbrauðsmuffins

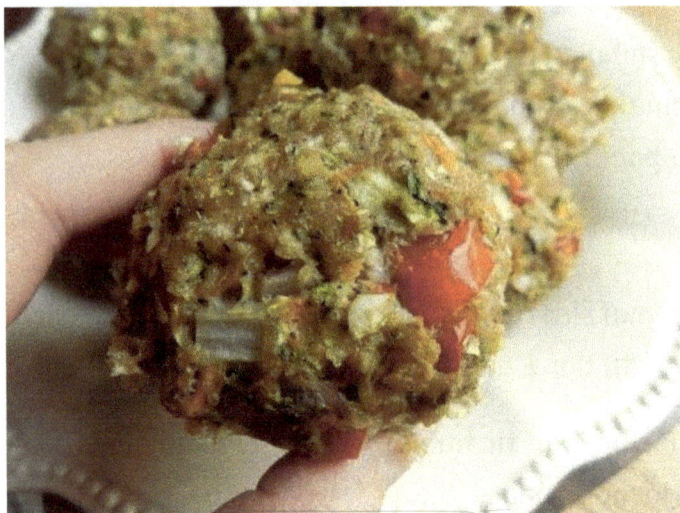

7. Bauna salsa salat

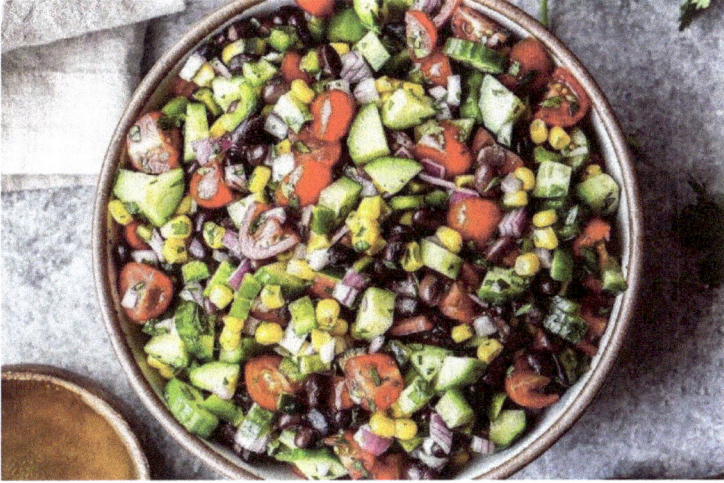

Gefur um 8 bolla

Hráefni

- 1 15 únsur. dós (425g) svartar baunir, tæmdar/skolaðar

- 1 15 únsur. dós (425g) garbanzo baunir eða hvítar baunir, tæmd/skolað

- 1 15 únsur. dós (425g) gult maís, tæmt/skolað

- 1 10 únsur. dós (280g) niðurskornir tómatar og chili

- 1 matskeið saxaður hvítlaukur

- ½ bolli (115 g) saxaður grænn laukur

- 2 matskeiðar kóríander

- ½ bolli (240 ml) mojo marinade

Leiðbeiningar

a) Blandið öllu hráefninu saman í skál.

b) Látið kólna í kæliskápnum í nokkrar klukkustundir.

c) Endist í allt að viku í kæli.

8. Grænmetispakkað Frittata

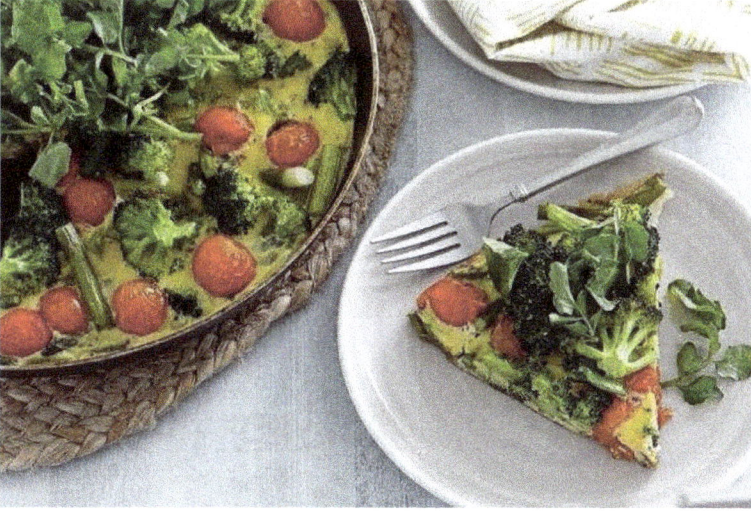

Skilar 1 skammti

Hráefni

- 1-2 bollar (180-360g) niðurskorið grænmeti

- $\frac{1}{2}$ bolli (20 g) spínat, saxað

- $\frac{3}{4}$ bolli (180 g) eggjahvítur kryddaðar með salti og pipar

- Salsa til áleggs

Leiðbeiningar

a) Forhitið ofninn til að steikjast.

b) Hitið stóra pönnu yfir meðalháum hita. Spreyið með eldunarúða sem ekki festist.

c) Bætið við grænmeti og spínati. Steikið á pönnu í 3-5 mínútur þar til grænmetið er mjúkt og spínatið er visnað.

d) Hellið eggjablöndunni í pönnuna. Látið botninn stífna (3-4 mínútur). Notaðu spaðann til að fara í kringum jaðar fri tt ata og lyftu egginu sem sett hefur verið .

e) setjið pönnuna í grillið í 3 mínútur.

f) Fjarlægðu varlega og plötuðu. Skerið og berið fram með salsa!

9. Al-amerískur morgunverður

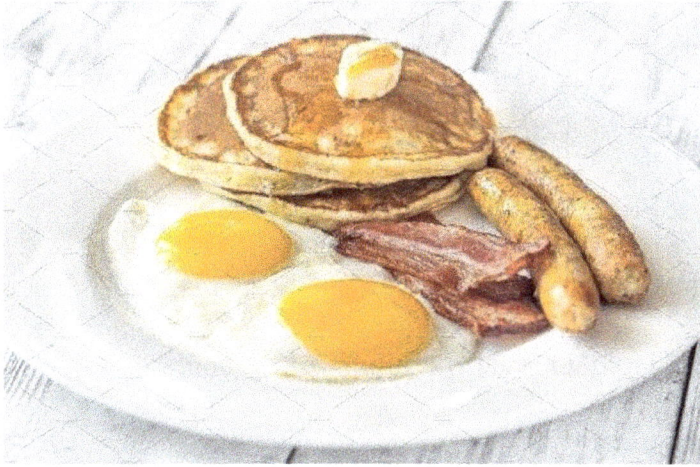

Hráefni

- 12 aura rauðkartöflur, skornar í teninga

- 3 matskeiðar ólífuolía, skipt

- 2 hvítlauksrif, söxuð

- $\frac{1}{2}$ tsk þurrkað timjan

- Kosher salt og nýmalaður svartur pipar, eftir smekk

- 8 stór egg, létt þeytt

- $\frac{1}{4}$ bolli rifinn fituskertur mexíkóskur ostablanda

- 4 sneiðar af beikoni

- 12 aura spergilkál (2 til 3 bollar)

Leiðbeiningar

a) Forhitið ofninn í 400 gráður F. Smyrjið létt bökunarplötu eða hjúpið með nonstick úða.

b) Á tilbúnu bökunarplötunni skaltu henda kartöflunum með 1 matskeið af ólífuolíu, hvítlauknum og timjaninu; kryddið með salti og pipar. Raða í einu lagi. Bakið í 25 til 30 mínútur, þar til gullbrúnt og stökkt; setja til hliðar.

c) Hitið hinar 2 matskeiðar ólífuolíu í stórri pönnu yfir meðalháum hita. Bætið eggjunum út í og þeytið þar til þau byrja að stífna. Kryddið með salti og pipar og haltu áfram að elda þar til það þykknar og ekkert sjáanlegt fljótandi egg er eftir, 3 til 5 mínútur. Toppið með ostinum, setjið í skál og setjið til hliðar.

d) Bætið beikoninu á pönnuna og eldið þar til það er brúnt og stökkt, 6 til 8 mínútur. Færið yfir á pappírsklædda disk.

e) Á meðan skaltu setja spergilkálið í gufuskipi eða sigti sett yfir um tommu af sjóðandi vatni á pönnu. Lokið og látið gufa í 5 mínútur, eða þar til það er stökkt og skærgrænt.

f) Skiptið kartöflunum, eggjunum, beikoninu og spergilkálinu í matarílát. Geymist þakið í kæli í 3 til 4 daga. Hitið aftur í örbylgjuofni með 30 sekúndna millibili þar til það er hitað í gegn.

10.   Morgunmatur fylltar sætar kartöflur

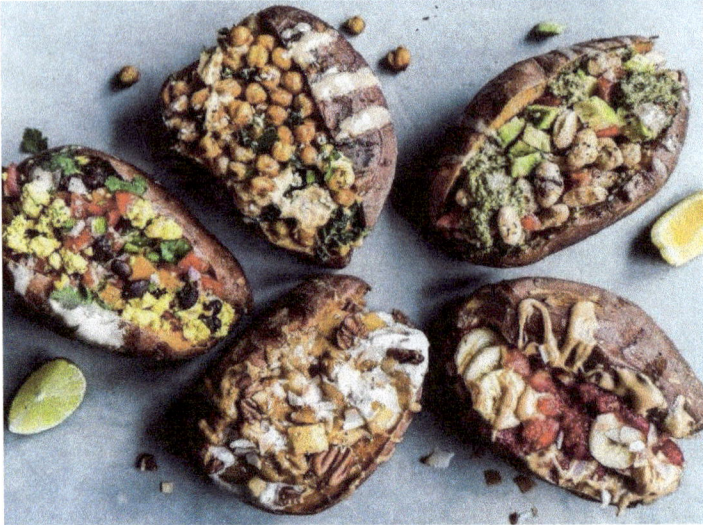

Hráefni

- 2 miðlungs sætar kartöflur

- 1 matskeið ólífuolía

- 2 matskeiðar niðurskorin rauð paprika

- 1 hvítlauksgeiri, saxaður

- $\frac{1}{2}$ tsk muldar rauðar piparflögur

- 4 bollar barnaspínat

- 4 stór egg, létt þeytt

- 1 tsk ítalskt krydd

- Kosher salt og nýmalaður svartur pipar, eftir smekk

- $\frac{1}{2}$ bolli rifinn fituskertur cheddar ostur

- 1 msk saxaður ferskur graslaukur (valfrjálst)

Leiðbeiningar

a) Forhitaðu ofninn í 400 gráður F. Settu kartöflurnar á bökunarplötu og bakaðu í 45 mínútur til 1 klukkustund, þar til þær eru mjúkar og auðvelt að stinga þær með gaffli. Látið sitja þar til það er nógu kalt til að hægt sé að höndla það. Ekki slökkva á ofninum.

b) Skerið hverja kartöflu í tvennt lárétt, ausið síðan varlega út miðju hvers helmings, skilið eftir um ½ tommu af kartöflu á hýðinu. Geymið kjötið til annarra nota.

c) Hitið ólífuolíuna á stórri pönnu við meðalháan hita. Bætið paprikunni út í og eldið, hrærið oft, þar til mjúkt, 3 til 4 mínútur. Hrærið hvítlauks- og paprikuflögunum saman við og síðan spínatinu og hrærið þar til það er visnað, 2 til 3 mínútur. Bætið við eggjunum og ítölsku kryddinu; eldið, hrærið af og til með spaða, þar til það er bara stíft, 2 til 3 mínútur; kryddið með salti og pipar eftir smekk.

d) Bætið eggjablöndunni við kartöfluhýðið og stráið ostinum yfir. Setjið aftur á bökunarplötuna og bakið í 400 gráðu heitum ofni í 5 mínútur, eða þar til osturinn hefur bráðnað.

e) Skammtaðu í matarílát. Geymist þakið í kæli í 3 til 4 daga. Hitið aftur í örbylgjuofni með 30 sekúndna millibili þar til það er hitað í gegn. Skreytið með graslauk, ef vill, og berið fram.

11. Bláberja haframjöl jógúrt pönnukökur

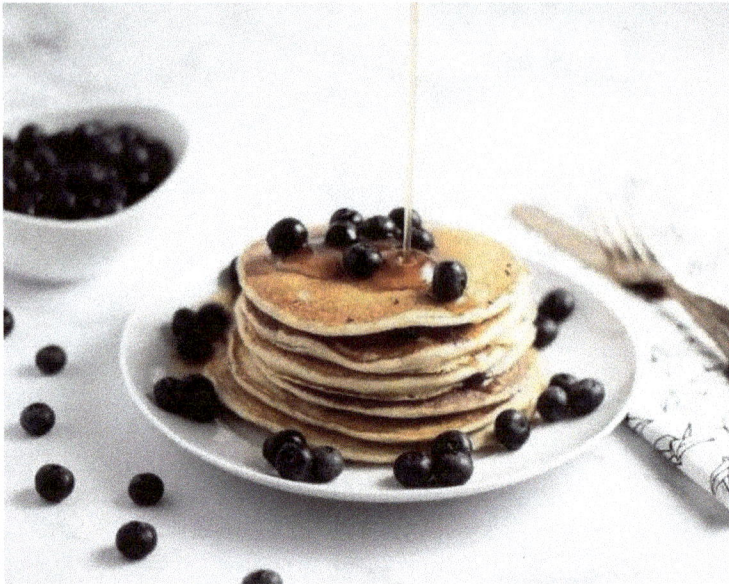

Hráefni

- ½ plús ⅓ bolli af hvítu heilhveiti

- ½ bolli gamaldags rúllaðir hafrar

- 1 ½ tsk af sykri

- ½ tsk lyftiduft

- ½ tsk matarsódi

- ¼ teskeið kosher salt

- ¾ bolli grísk jógúrt

- ½ bolli 2% mjólk

- 1 tsk ólífuolía

- 1 stórt egg

- ½ bolli bláber

- 12 jarðarber, þunnar sneiðar

- 2 kíví, afhýdd og skorin í þunnar sneiðar

- ¼ bolli hlynsíróp

Leiðbeiningar

a) Forhitaðu nonstick pönnu í 350 gráður F eða hitaðu nonstick pönnu yfir miðlungs háan hita. Húðaðu pönnu eða pönnu létt með nonstick úða.

b) Blandið saman hveiti, höfrum, sykri, lyftidufti, matarsóda og salti í stóra skál. Þeytið saman jógúrt, mjólk, ólífuolíu og egg í stórum glerskál eða annarri skál. Hellið blautu blöndunni yfir þurrefnin og hrærið með gúmmíspaða þar til það er rakt. Bætið bláberjunum út í og blandið varlega saman til að blanda saman.

c) Vinnið í lotum, hellið ⅓ bolla af deigi fyrir hverja pönnuköku á pönnu og eldið þar til loftbólur birtast ofan á og undirhliðin er fallega brún, um það bil 2 mínútur. Snúið við og eldið pönnukökurnar á hinni hliðinni, 1 til 2 mínútum lengur.

d) Skiptið pönnukökunum, jarðarberjunum, kívíunum og hlynsírópinu í máltíðarílát. Geymist þakið í kæli í 3 til 4 daga. Til að hita aftur skaltu setja í örbylgjuofninn með 30 sekúndna millibili þar til það er hitað í gegn.

12.   Búdda morgunverðarskálar

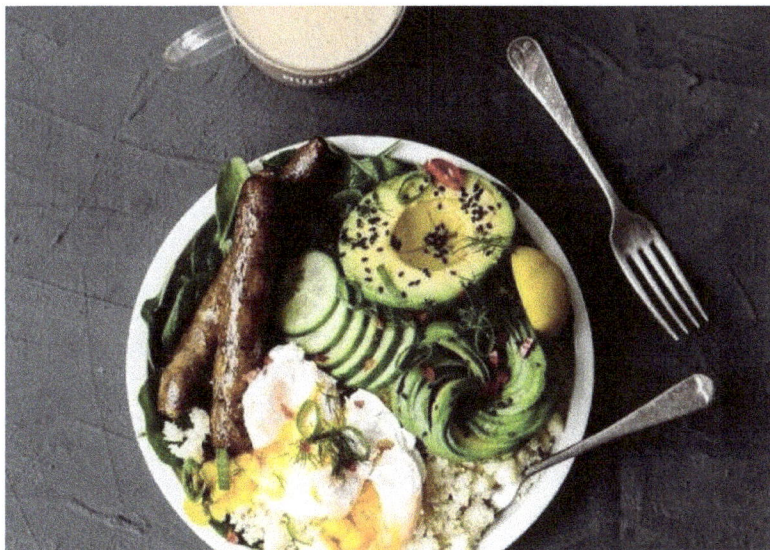

Hráefni

- 2 bollar natríumsnautt grænmetiskraftur

- 1 bolli brún hrísgrjón

- ¼ bolli nýrifinn parmesan

- 1 tsk þurrkað timjan

- Kosher salt og nýmalaður svartur pipar, eftir smekk

- 1 bolli rósakál

- 1 bolli kirsuberjatómatar

- 8 aura cremini sveppir

- 2 matskeiðar ólífuolía

- 3 hvítlauksrif, söxuð

- 1 tsk ítalskt krydd

- 4 stór egg

- 2 matskeiðar saxaður ferskur graslaukur (valfrjálst)

Leiðbeiningar

a) Í stórum potti af grænmetiskrafti, eldið hrísgrjónin samkvæmt leiðbeiningum á pakka. Hrærið parmesan og timjan út í og kryddið með salti og pipar eftir smekk.

b) Forhitið ofninn í 400 gráður F. Smyrjið létt bökunarplötu eða hjúpið með nonstick úða.

c) Á tilbúnu bökunarplötunni skaltu sameina rósakálið, tómatana og sveppina með ólífuolíu, hvítlauk og ítölsku kryddi; kryddið með salti og pipar. Kasta varlega til að sameina og raða í eitt lag. Bakið í 13 til 14 mínútur, þar til spírurnar eru mjúkar.

d) Á meðan skaltu setja eggin í lítinn pott og hylja með köldu vatni um 1 tommu. Látið suðuna koma upp og eldið í 1 mínútu. Lokið pönnunni með þéttu loki og takið af hitanum; látið sitja í 5 til 6 mínútur. Skolið eggin undir köldu vatni í 30 sekúndur til að stöðva elduninа. Afhýðið og skerið í tvennt.

e) Skiptið hrísgrjónunum í máltíðarílát. Toppið með rósakálinu, tómötunum, sveppunum og eggjunum og skreytið með graslauk, ef vill. Geymist þakið í kæli í 2 til 3 daga. Hitið aftur í örbylgjuofni með 30 sekúndna millibili þar til það er hitað í gegn.

13.   Mason jar chia búðingur

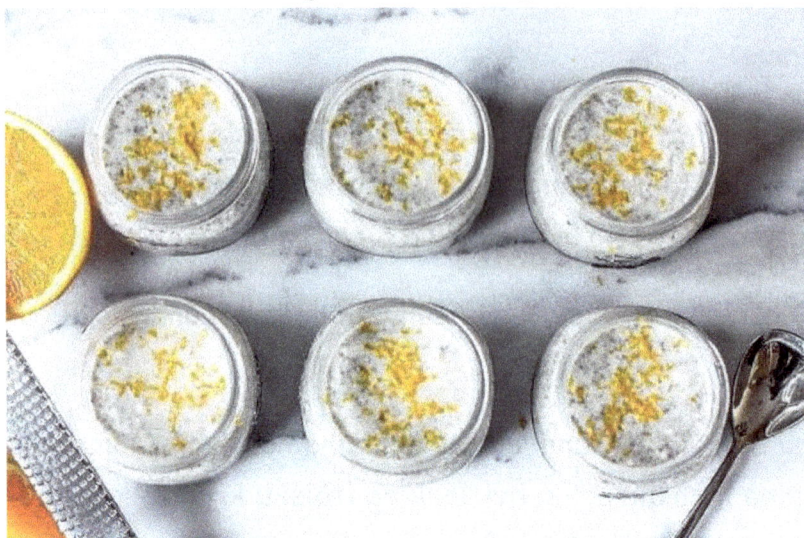

Hráefni

- 1 ¼ bolli 2% mjólk

- 1 bolli 2% hrein grísk jógúrt

- ½ bolli chiafræ

- 2 matskeiðar hunang

- 2 matskeiðar af sykri

- 1 matskeið appelsínubörkur

- 2 tsk vanilluþykkni

- ¾ bolli sneiddar appelsínur

- ¾ bolli sundurskornar mandarínur

- ½ bolli sneiddur greipaldin

Leiðbeiningar

a) Í stórri skál, þeytið saman mjólk, gríska jógúrt, chia fræ, hunang, sykur, appelsínubörkur, vanillu og salt þar til það hefur blandast vel saman.

b) Skiptu blöndunni jafnt í fjórar (16 únsur) mason krukkur. Geymið í kæli yfir nótt, eða allt að 5 daga.

c) Berið fram kalt, toppað með appelsínum, mandarínum og greipaldin.

14.   Rainbow Lime Chia búðingur

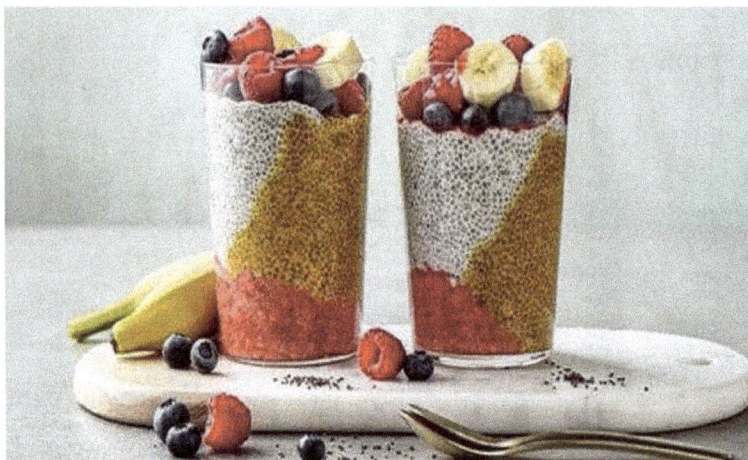

Hráefni

- 1 ¼ bolli 2% mjólk

- 1 bolli 2% hrein grísk jógúrt

- ½ bolli chiafræ

- 2 matskeiðar hunang

- 2 matskeiðar af sykri

- 2 tsk lime börkur

- 2 matskeiðar nýkreistur lime safi

- 1 tsk vanilluþykkni

- 1 bolli söxuð jarðarber og bláber

- ½ bolli hægeldað mangó og ½ bolli hægeldað kiwi

Leiðbeiningar

a) Í stórri skál, þeytið saman mjólk, jógúrt, chia fræ, hunang, sykur, lime börk, lime safa, vanillu og salt þar til það hefur blandast vel saman.

b) Skiptu blöndunni jafnt í fjórar (16 aura) mason krukkur. Lokið og kælið yfir nótt, eða allt að 5 daga.

c) Berið fram kalt, toppað með jarðarberjum, mangó, kiwi og bláberjum.

15. Tropical Coconut Chia Pudding

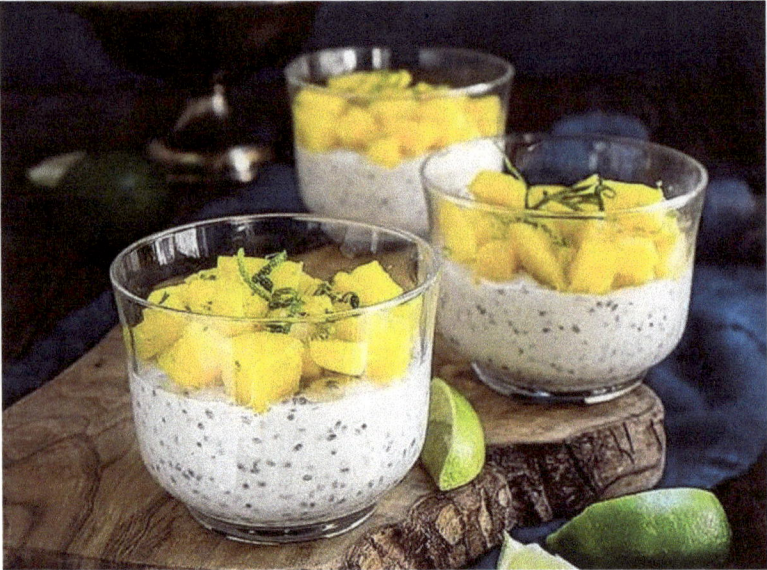

Hráefni

- 1 (13,5 aura) dós kókosmjólk

- 1 bolli 2% hrein grísk jógúrt

- ½ bolli chiafræ

- 2 matskeiðar hunang

- 2 matskeiðar af sykri

- 1 tsk vanilluþykkni

- Klípa af kosher salti

- 1 bolli skorið mangó

- 1 bolli hægeldaður ananas

- 2 matskeiðar rifinn kókos

Leiðbeiningar

a) Í stórri skál, þeytið saman kókosmjólk, jógúrt, chia fræ, hunang, sykur, vanillu og salt þar til það hefur blandast vel saman.

b) Skiptu blöndunni jafnt í fjórar (16 aura) mason krukkur. Lokið og kælið yfir nótt, eða allt að 5 daga.

c) Berið fram kalt, toppað með mangó og ananas og stráð yfir kókos.

16.   Bláberjasítrónuostakökuhafrar

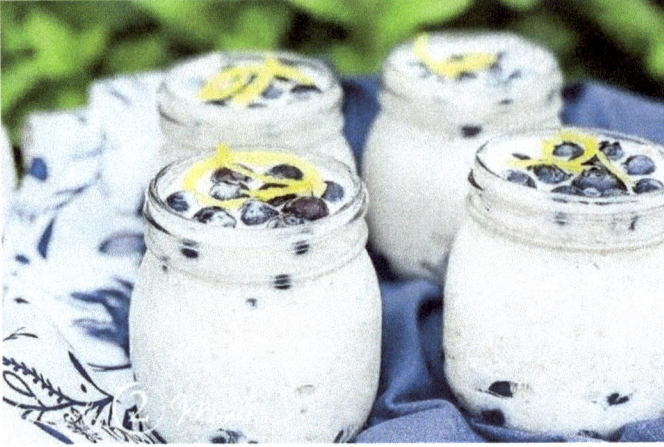

Hráefni

- $\frac{1}{4}$ bolli fitulaus grísk jógúrt

- 2 matskeiðar bláberjajógúrt

- $\frac{1}{4}$ bolli bláber

- 1 tsk rifinn sítrónubörkur

- 1 tsk hunang

Leiðbeiningar

a) Sameina hafrar og mjólk í 16-eyri mason krukku; toppa með æskilegu áleggi.

b) Geymið í kæli yfir nótt eða allt að 3 daga; bera fram kalt.

17.   Morgunverðar smjördeigssamlokur

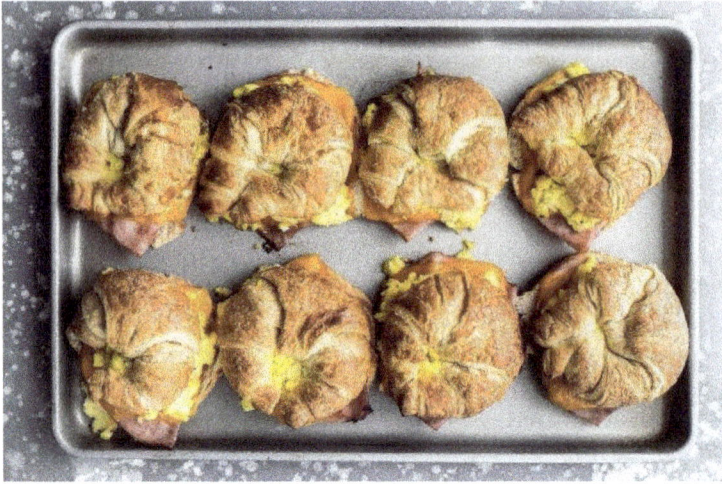

Hráefni

- 1 matskeið ólífuolía

- 4 stór egg, létt þeytt

- Kosher salt og nýmalaður svartur pipar, eftir smekk

- 8 smjördeigshorn, helminguð lárétt

- 4 aura þunnt sneidd skinka

- 4 sneiðar cheddar ostur, helmingaður

Leiðbeiningar

a) Hitið ólífuolíuna á stórri pönnu við meðalháan hita. Bætið eggjunum út í og eldið, hrærið varlega með sílikoni eða hitaþolnum spaða, þar til þau byrja að stífna; kryddið með salti og pipar. Haltu áfram að elda þar til það hefur þykknað og ekkert sýnilegt fljótandi egg er eftir, 3 til 5 mínútur.

b) Fylltu smjördeigshornin með eggjum, skinku og osti til að búa til 8 samlokur. Vefjið vel inn í plastfilmu og frystið í allt að 1 mánuð.

c) Til að hita aftur skaltu fjarlægja plastfilmuna af frosinni samloku og pakka inn í pappírshandklæði. Örbylgjuofn, snúið hálfa leið, í 1 til 2 mínútur, þar til það er alveg hitað í gegn.

18.   Hvítlaukssveppur haframjöl

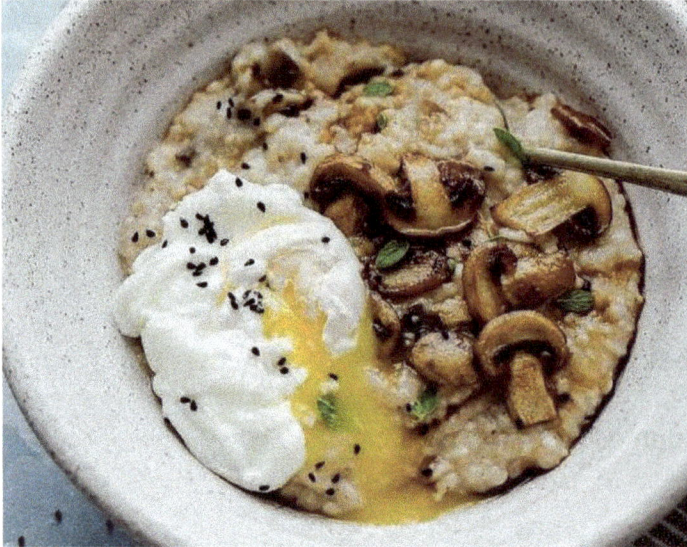

Hráefni

- 2 bollar gamaldags rúllaðir hafrar

- Kosher salt og nýmalaður svartur pipar, eftir smekk

- 1 matskeið ólífuolía

- 4 hvítlauksrif, söxuð

- $\frac{1}{4}$ bolli skorinn skalottlaukur

- 8 aura cremini sveppir, þunnt sneiðar

- $\frac{1}{2}$ bolli frosnar baunir

- 1 tsk þurrkað timjan

- $\frac{1}{2}$ tsk þurrkað rósmarín

- 2 bollar barnaspínat

- Rifinn börkur af 1 sítrónu

- $\frac{1}{4}$ bolli nýrifinn parmesan (valfrjálst)

Leiðbeiningar

a) Blandið höfrunum, 3 $\frac{1}{2}$ bolla af vatni og klípu af salti saman í litlum potti við meðalhita. Eldið, hrærið af og til, þar til hafrarnir hafa mýkst, um það bil 5 mínútur.

b) Hitið ólífuolíuna á stórri pönnu við meðalháan hita. Bætið hvítlauknum og skalottlauknum út í og eldið, hrærið oft, þar til ilmandi, um það bil 2 mínútur. Bætið sveppunum, baunum, timjaninu og rósmaríninu út í og eldið, hrærið af og til, þar til mjúkt og brúnt, 5 til 6 mínútur; kryddið með salti og pipar. Hrærið spínatinu saman við þar til það er visnað, um það bil 2 mínútur.

c) Hrærið höfrum og sítrónuberki út í grænmetið þar til það hefur blandast vel saman. Skiptið blöndunni í máltíðarílát og skreytið með parmesan, ef vill. Geymið í kæli í allt að 3 daga.

d) Til að bera fram skaltu hræra allt að $\frac{1}{4}$ bolla af vatni, 1 matskeið á klukkustund, þar til æskilegri þéttleika er náð. Síðan má hita haframjölið aftur í örbylgjuofni með 30 sekúndna millibili þar til það er hitað í gegn.

19.   PB-Haframjöl morgunverðarskál

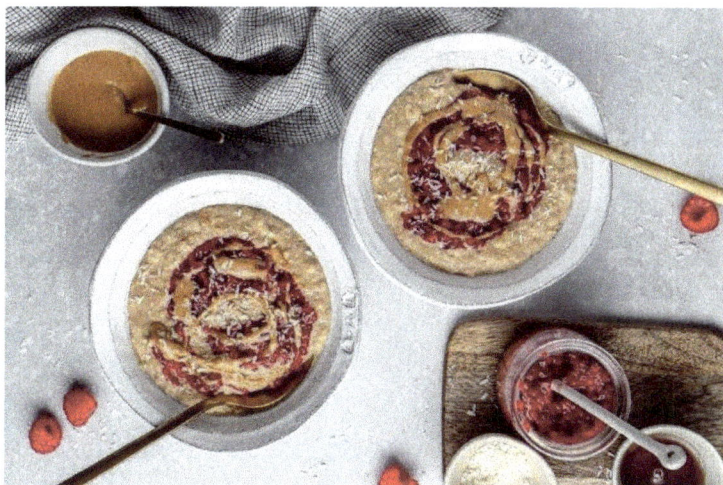

Hráefni

- ½ bolli gamaldags rúllaðir hafrar

- Klípa af kosher salti

- 2 matskeiðar hindber

- 2 matskeiðar bláber

- 1 matskeið saxaðar möndlur

- ½ tsk chiafræ

- 1 banani, þunnar sneiðar

- 2 tsk hnetusmjör, heitt

Leiðbeiningar

a) Blandið 1 bolla af vatni, höfrum og salti saman í litlum potti. Eldið við meðalhita, hrærið af og til, þar til hafrarnir hafa mýkst, um það bil 5 mínútur.

b) Bætið haframjölinu í matarílát. Toppið með hindberjum, bláberjum, möndlum, chiafræjum og banana og dreypið heitu hnetusmjörinu yfir. Geymist þakið í kæli í 3 til 4 daga.

c) Haframjölið má bera fram kalt eða hitað aftur. Hitið aftur í örbylgjuofni með 30 sekúndna millibili þar til það er hitað í gegn.

20.   Prótein kraftvöfflur

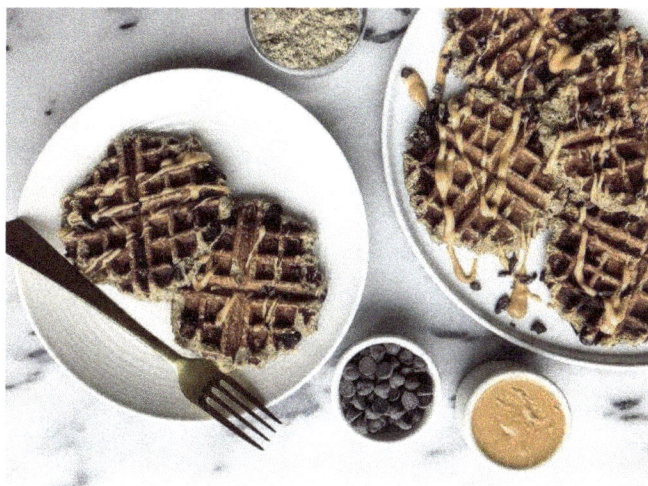

Hráefni

- 6 stór egg

- 2 bollar kotasæla

- 2 bollar gamaldags rúllaðir hafrar

- $\frac{1}{2}$ tsk vanilluþykkni

- Klípa af kosher salti

- 3 bollar fitulaus jógúrt

- 1 $\frac{1}{2}$ bolli hindber

- 1 $\frac{1}{2}$ bolli bláber

Leiðbeiningar

a) Forhitið vöfflujárn í miðlungs hátt. Smyrjið létt ofan og neðst á járninu eða kápuna með nonstick úða.

b) Blandið eggjum, kotasælu, höfrum, vanillu og salti saman í blandara og blandið þar til slétt.

c) Hellið örlitlum $\frac{1}{2}$ bolla af eggjablöndunni í vöfflujárnið, lokaðu varlega og eldið þar til gullinbrúnt og stökkt, 4 til 5 mínútur.

d) Settu vöfflur, jógúrt, hindber og bláber í matarílát.

21.   Mini-bagel bar með reyktum laxi

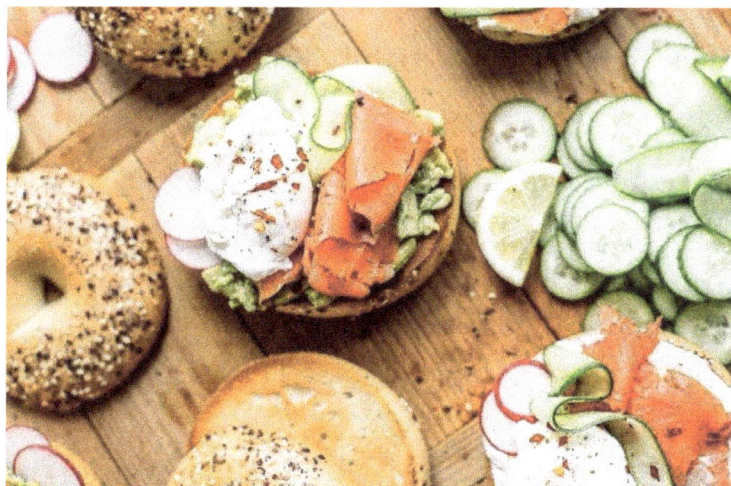

Hráefni

- $\frac{1}{4}$ bolli ⅓ fituminni rjómaostur, við stofuhita

- 1 grænn laukur, þunnt sneið

- 1 matskeið saxað ferskt dill

- 1 tsk rifinn sítrónubörkur

- $\frac{1}{4}$ tsk hvítlauksduft

- 4 mini beyglur af heilhveiti

- 8 aura af reyktum laxi

- $\frac{1}{2}$ bolli þunnt sneidd ensk agúrka

- $\frac{1}{2}$ bolli þunnt sneiddur rauðlaukur

- 2 plómutómatar, þunnar sneiðar

- 4 tsk kapers, tæmd og skoluð

Leiðbeiningar

a) Blandaðu saman rjómaosti, grænum lauk, dilli, sítrónubörk og hvítlauksdufti í lítilli skál.

b) Setjið ostablönduna, beyglur, lax, agúrka, lauk, tómata og kapers í máltíðarílát og bætið við sítrónubátum ef þess er óskað. Þessar geymast í kæliskáp í allt að 2 daga.

SMOOTHIES

22. Berjarófu smoothie

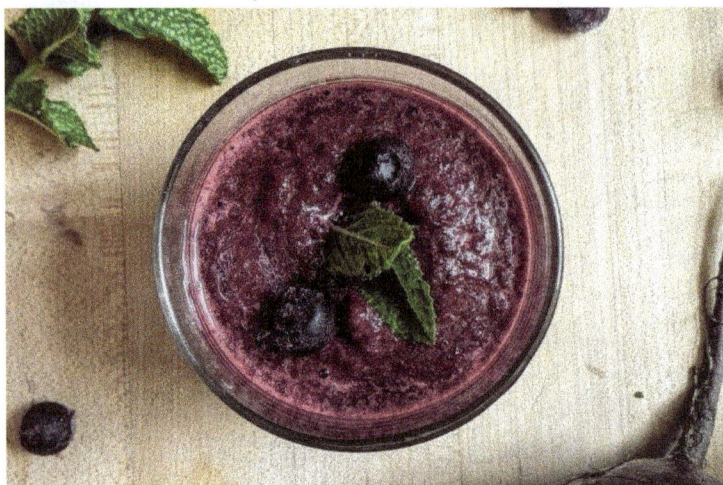

Hráefni

TVEIR UNDIRBÚNINGAR

- 1 (9 aura) pakki soðnar rófur

- 1 bolli frosin jarðarber

- 1 bolli frosin hindber

- 1 matskeið chia fræ

TVEIR SERV

- 1 bolli ósykrað vanillu möndlumjólk

- $\frac{1}{2}$ bolli 2% grísk jógúrt

- 2 matskeiðar hunang

- 1 tsk vanilluþykkni

Leiðbeiningar

a) Blandið rauðrófum, jarðarberjum, hindberjum og chiafræjum saman í stóra skál. Skiptið í 4 ziplock frystipoka. Frystið í allt að mánuð, þar til tilbúið til framreiðslu.

b) Setjið innihald eins poka í blandara og bætið við $\frac{1}{4}$ bolla af möndlumjólk, 2 msk jógúrt, 1 $\frac{1}{2}$ tsk hunangi og $\frac{1}{4}$ tsk vanillu. Blandið þar til slétt. Berið fram strax.

23.   Banana-hnetusmjör "mjólkurhristingur"

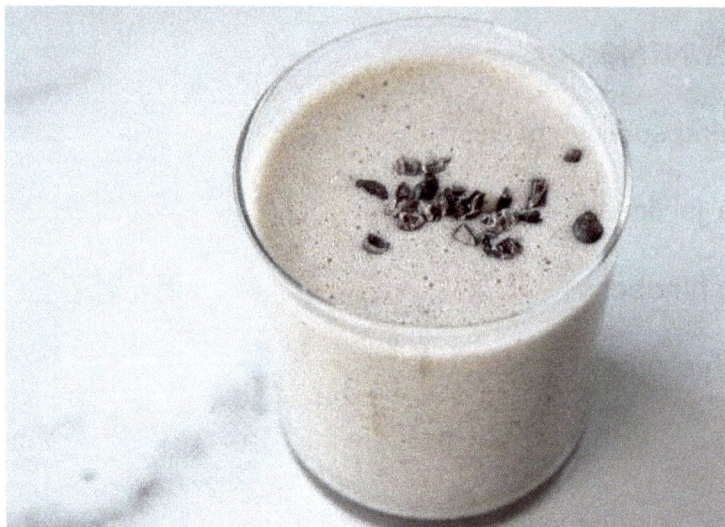

Hráefni

TVEIR UNDIRBÚNINGAR

- 3 meðalstórir bananar, skornir í sneiðar

- ⅓ bolli hnetusmjörsduft (eins og PB2)

- ⅓ bolli vanillu próteinduft

- 3 döðlur með rifnum

- ¼ tsk malaður kanill

TVEIR SERV

- 1 bolli ósykrað möndlumjólk

- ½ bolli grísk jógúrt

- Kanill (valfrjálst)

Leiðbeiningar

a) Sameina banana, PB duft, próteinduft, döðlur og kanil í stórri skál. Skiptið í 5 ziplock frystipoka og frystið í allt að mánuð, þar til tilbúið til framreiðslu

b) Setjið innihald eins poka í blandara og bætið við 3 msk möndlumjólk, 1 ½ msk jógúrt og ¼ bolla af ís. Blandið þar til slétt. Stráið kanil yfir, ef það er notað, og berið fram strax.

24.   Andoxunarefni acai berja smoothie

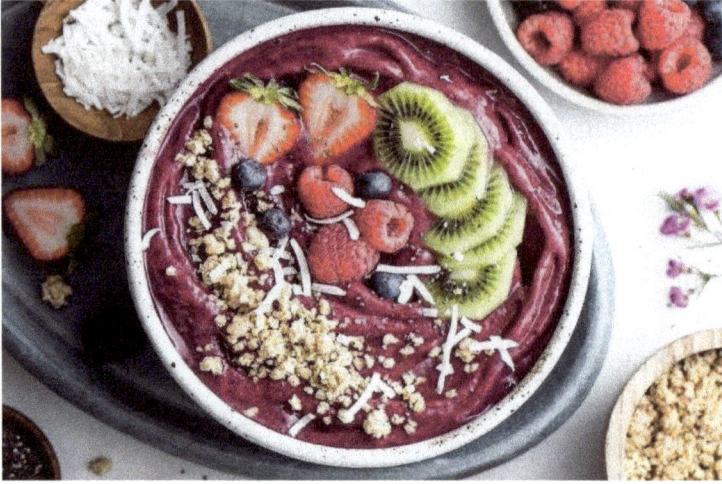

Hráefni

TVEIR UNDIRBÚNINGAR

- 2 (3,88 únsur) pakkar frosið acai mauk, þiðnað

- 1 bolli frosin hindber

- 1 bolli frosin bláber

- 1 bolli frosin brómber

- 1 bolli frosin jarðarber

- ½ bolli granatepli fræ

TVEIR ÞJÓNAR

- 1½ bolli granateplasafi

Leiðbeiningar

a) Blandið acai, hindberjum, bláberjum, brómberjum,
jarðarberjum og granateplafræjum saman í stóra skál.
Skiptu blöndunni í 4 ziplock frystipoka. Frystið í allt að
mánuð, þar til tilbúið til framreiðslu.

b) Setjið innihald eins poka í blandara, bætið við rausnarlegum
⅓ bolla af granateplasafa og blandið þar til slétt er. Berið
fram strax.

25.   Berjamelónu smoothie

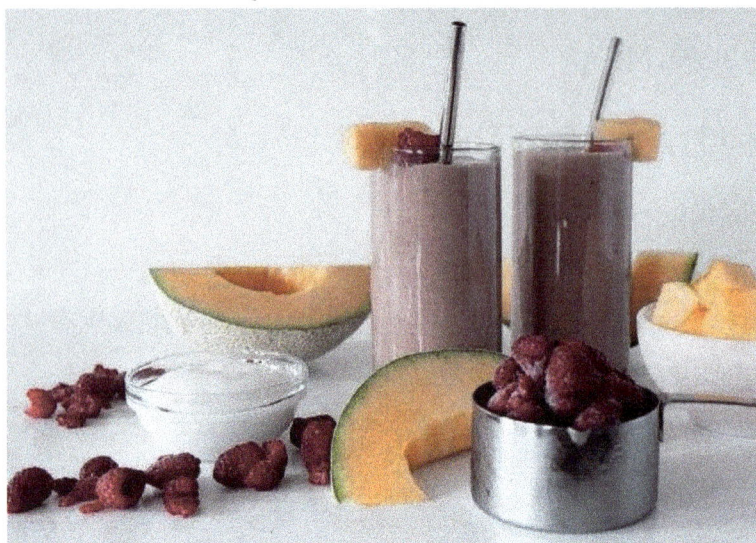

Hráefni

TVEIR UNDIRBÚNINGAR

- 4 bollar frosin vatnsmelóna í teninga

- 2 bollar kantalópa í teningum

- 1 bolli frosin hindber

- ⅓ bolli pakkað fersk myntulauf

TVEIR SERV

- 1 bolli kókosvatn

- 4 matskeiðar ferskur lime safi

- 2 matskeiðar hunang

Leiðbeiningar

a) Blandið vatnsmelónu, kantalúpunni, hindberjunum og myntu saman í stóra skál. Skiptið í 4 ziplock frystipoka og frystið í allt að mánuð, þar til tilbúið til framreiðslu.

b) TIL AÐ GERA EIN SKAMMING: Setjið innihald eins poka í blandara og bætið við ¼ bolla af kókosvatni, 1 msk limesafa og 1 ½ tsk hunangi. Blandið þar til slétt. Berið fram strax.

26. Black Forest smoothie

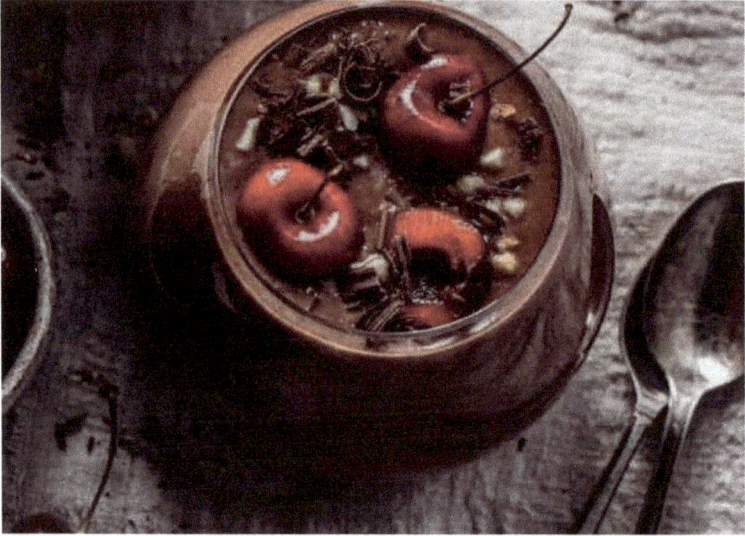

Hráefni

TVEIR UNDIRBÚNINGAR

- 1 (16 únsa) poki frosin sæt kirsuber með gryfju

- 2 bollar barnaspínat

- 2 matskeiðar kakóduft

- 1 matskeið chia fræ

TVEIR SERV

- 1 bolli ósykrað súkkulaðimöndlumjólk

- $\frac{3}{4}$ bolli vanillu 2% grísk jógúrt

- 3 tsk hlynsíróp

- 1 tsk vanilluþykkni

Leiðbeiningar

a) Blandið kirsuberjum, spínati, kakódufti og chiafræjum saman í stóra skál. Skiptið í 4 ziplock frystipoka. Frystið í allt að mánuð, þar til tilbúið til framreiðslu.

b) TIL AÐ BÚA TIL EINN SKAMMING: Setjið innihald eins poka í blandara og bætið við $\frac{1}{4}$ bolla af möndlumjólk, 3 msk jógúrt, $\frac{3}{4}$ tsk hlynsírópi og $\frac{1}{4}$ tsk vanillu. Blandið þar til slétt. Berið fram strax.

27.   Bláberjatertu smoothie

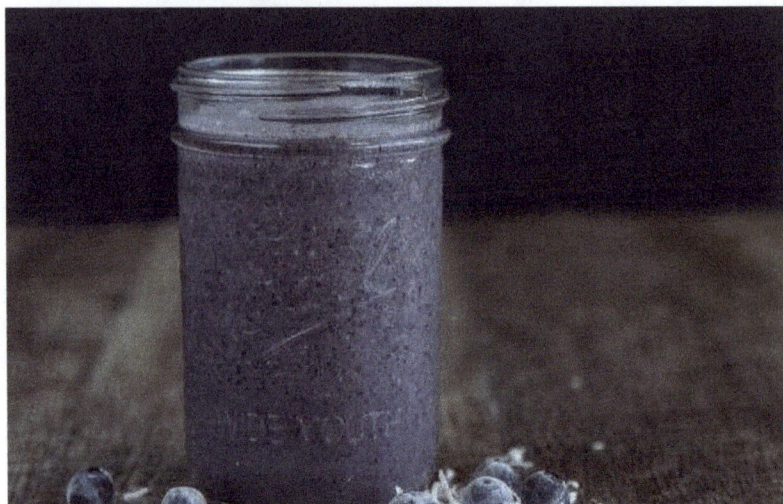

Hráefni

TVEIR UNDIRBÚNINGAR

- 2 ½ bollar frosin bláber

- 1 banani, skorinn í sneiðar

- 2 heilar kanil graham kex, brotnar í bita

- 1 msk möndlusmjör

TVEIR SERV

- 1 bolli ósykrað vanillu möndlumjólk

- ½ bolli 2% grísk jógúrt

- 3 teskeiðar af hunangi

Leiðbeiningar

a) Blandið bláberjum, banana, graham kexum og möndlusmjöri saman í stóra skál. Skiptið í 4 ziplock frystipoka. Frystið í allt að mánuð, þar til tilbúið til framreiðslu.

b) TIL AÐ GERA EIN SKAMMING: Setjið innihald eins poka í blandara og bætið við ¼ bolla af möndlumjólk, 2 msk jógúrt og ¾ tsk hunangi. Blandið þar til slétt. Berið fram strax.

28. Gulrót engifer smoothie

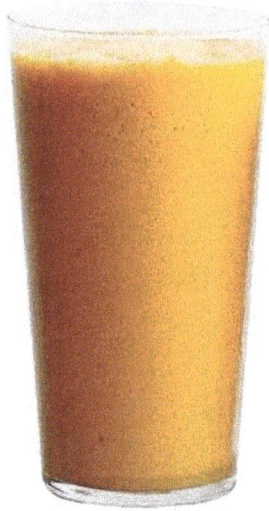

Hráefni

TVEIR UNDIRBÚNINGAR

- 2 nafla appelsínur, skrældar, saxaðar og fræ fjarlægð

- 2 bollar frosnar sneiðar gulrætur

- 1 ½ bolli frosinn ananas í teninga

- 1 msk fínt skorið afhýtt ferskt engifer

TVEIR SERV

- 1 bolli gulrótarsafi

- 1 bolli vanillu grísk jógúrt

- 3 teskeiðar af hunangi

Leiðbeiningar

a) Blandið appelsínum, gulrótum, ananas og engifer saman í stóra skál. Skiptið í 4 ziplock frystipoka. Frystið í allt að mánuð, þar til tilbúið til framreiðslu.

b) TIL AÐ GERA EIN SKAMMING: Setjið innihald eins poka í blandara og bætið við ¼ bolla gulrótarsafa, ¼ bolla jógúrt og ¾ tsk hunangi. Blandið þar til slétt. Berið fram strax.

29.   Rjómalöguð gyðja smoothie

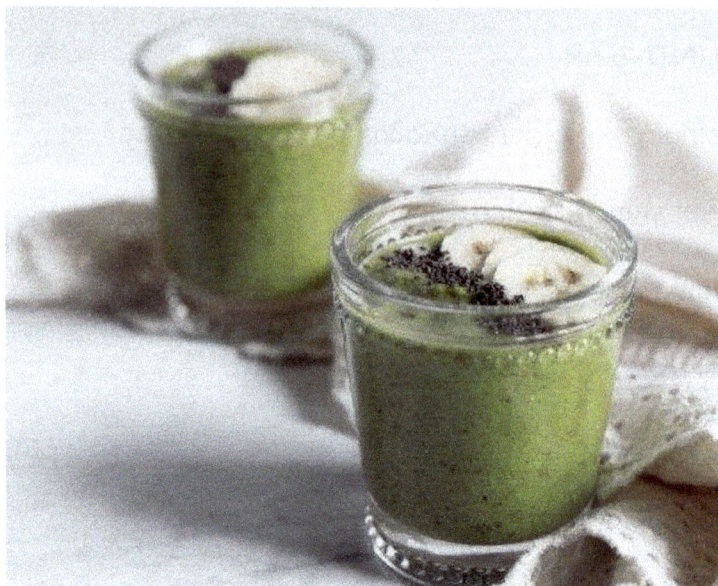

Hráefni

TVEIR UNDIRBÚNINGAR

- 1 avókadó, helmingað, gróft og skrælt

- 2 bollar barnaspínat

- 2 bollar barnakál

- 1 ½ bolli hægeldaður ananas

- 1 bolli saxaðar sykurbaunir

- ⅓ bolli vanillu próteinduft

TVEIR SERV

- 1 ½ bolli ósykrað möndlumjólk

Leiðbeiningar

a) Sameina avókadó, spínat, grænkál, ananas, baunir og
   próteinduft í stórri skál. Skiptið í 6 ziplock frystipoka.
   Frystið í allt að mánuð, þar til tilbúið til framreiðslu.

b) TIL AÐ GERA EIN SKAMMING: Setjið innihald eins poka í
   blandara og bætið við ¼ bolla af möndlumjólk. Blandið þar til
   slétt. Berið fram strax.

30. **Garða kiwi smoothie**

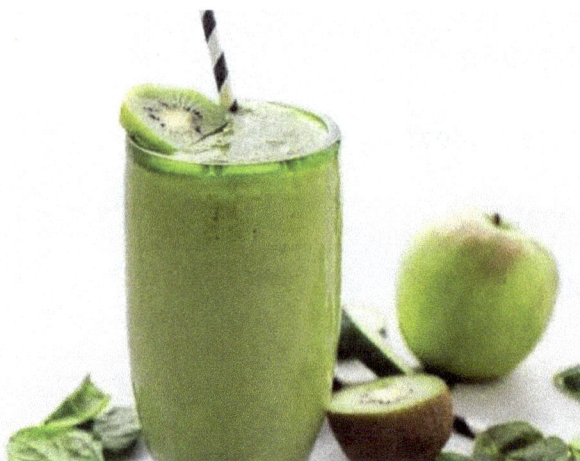

Hráefni

TVEIR UNDIRBÚNINGAR

- 4 kíví, afhýdd og skorin í sneiðar

- 2 bollar pakkað barnaspínat

- 1 bolli niðurskorinn banani

- 2 matskeiðar chiafræ

TVEIR SERV

- 1 bolli vanillu grísk jógúrt

- 1 höfuð Boston salat

- 3 persneskar gúrkur, sneiddar

Leiðbeiningar

a) Sameina kiwi, spínat, banana og chia fræ í stórri skál. Skiptið í 4 ziplock frystipoka. Frystið í allt að mánuð, þar til tilbúið til framreiðslu.

b) TIL AÐ BÚA TIL EINN SKAMMING: Setjið innihald eins poka í blandara og bætið við ¼ bolla jógúrt, ½ bolli rifnum salatlaufum og sneiðum agúrku. Blandið þar til slétt. Berið fram strax.

31.   Grænn detox smoothie

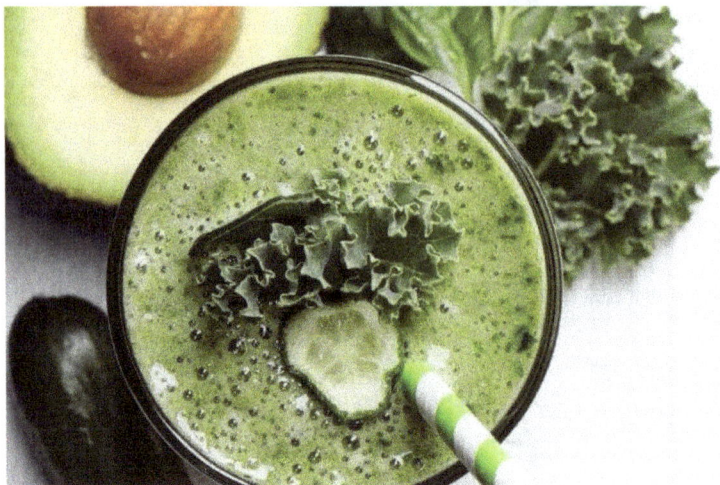

Hráefni

TVEIR UNDIRBÚNINGAR

- 2 bollar barnaspínat

- 2 bollar barnakál

- 2 stilkar sellerí, saxaðir

- 1 meðalgrænt epli, kjarnhreinsað og saxað

- 1 bolli niðurskorinn banani

- 1 msk rifið ferskt engifer

- 1 matskeið chia fræ

TVEIR SERV

- 1 bolli ósykrað möndlumjólk

- 3 teskeiðar af hunangi

Leiðbeiningar

a) Sameina spínat, grænkál, sellerí, epli, banana, engifer og chia fræ í stórri skál. Skiptið í 4 ziplock frystipoka. Frystið í allt að mánuð, þar til tilbúið til framreiðslu.

b) TIL AÐ GERA EIN SKAMMING: Setjið innihald eins poka í blandara og bætið við $\frac{1}{4}$ bolla af möndlumjólk og $\frac{3}{4}$ tsk hunangi. Blandið þar til slétt. Berið fram strax.

32.   Grænt prótein smoothie

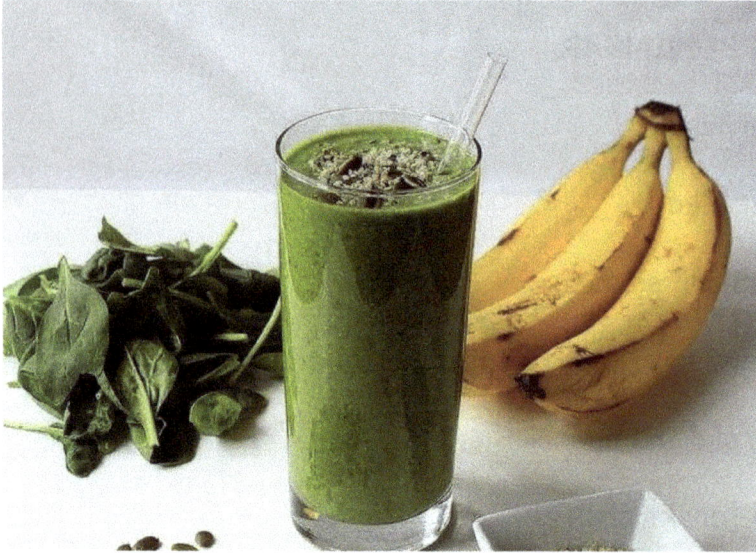

Hráefni

TVEIR UNDIRBÚNINGAR

- 3 bollar barnaspínat

- 1 banani, skorinn í sneiðar

- $\frac{1}{2}$ avókadó, skorið og afhýtt

- $\frac{1}{2}$ bolli bláber

- 2 handfylli af ferskum steinseljulaufum

- 8 matskeiðar vanillu próteinduft

TVEIR ÞJÓNAR

- 1 bolli niðurskorin agúrka

- $\frac{3}{4}$ bolli ósykrað möndlumjólk

Leiðbeiningar

a) Blandið spínati, banani, avókadó, bláberjum, steinselju og próteindufti saman í stóra skál. Skiptið í 4 ziplock frystipoka. Frystið í allt að mánuð, þar til tilbúið til framreiðslu.

b) TIL AÐ BÚA TIL EINN SKAMMING: Setjið innihald eins poka í blandara og bætið við $\frac{1}{4}$ bolla af gúrku og 3 msk möndlumjólk. Blandið þar til slétt. Berið fram strax.

33.   Gulrót túrmerik smoothie

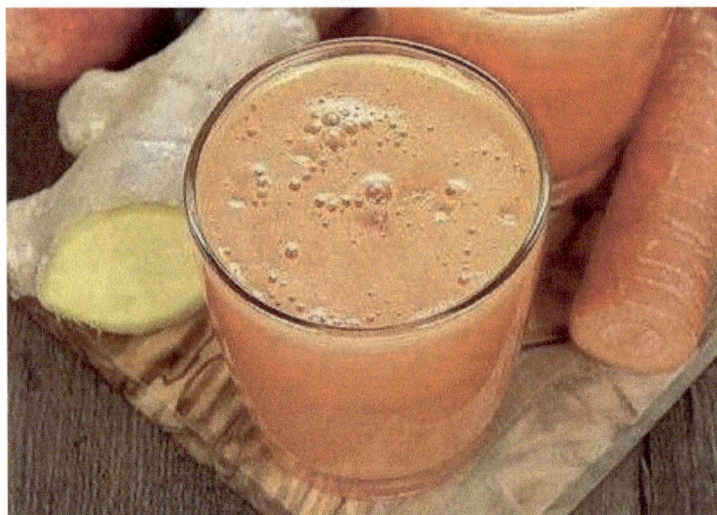

Hráefni

TVEIR UNDIRBÚNINGAR

- 1 bolli sneiðar frosnar gulrætur

- 1 banani, skorinn í sneiðar

- 1 meðalgrænt epli, kjarnhreinsað og saxað

- 1 (1 tommu) stykki ferskt engifer, skrælt og skorið í sneiðar

- 1 tsk malað túrmerik, eða meira eftir smekk

TVEIR SERV

- 1 bolli gulrótarsafi

- $\frac{1}{2}$ bolli 2% grísk jógúrt

- 4 tsk hlynsíróp

- $\frac{1}{2}$ tsk vanilluþykkni

Leiðbeiningar

a) Sameina gulrætur, banana, epli, engifer og túrmerik í stórri skál. Skiptið í 4 ziplock frystipoka.

b) Setjið innihald eins poka í blandara og bætið við $\frac{1}{4}$ bolli gulrótarsafa, 2 msk jógúrt, ríkulegri teskeið af hlynsírópi, $\frac{1}{8}$ tsk vanillu og $\frac{1}{4}$ bolla af ís. Blandið þar til slétt. Berið fram strax.

34.   Peach melba smoothie

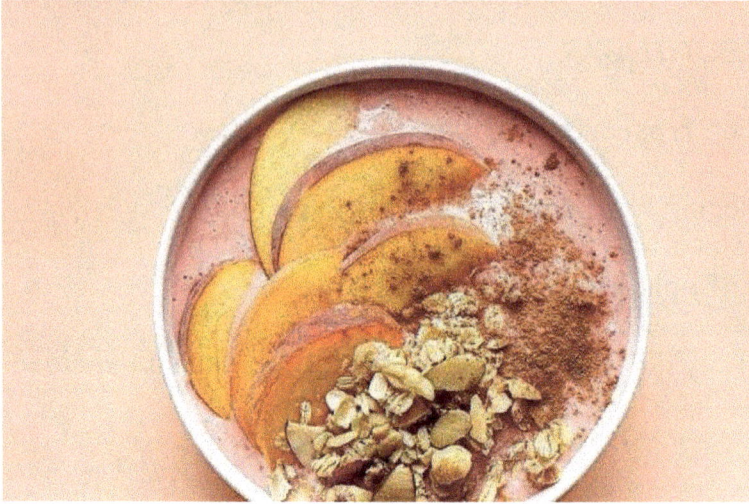

Hráefni

TVEIR UNDIRBÚNINGAR

- 1 (16 aura) pakki frosnar sneiðar ferskjur

- 1 bolli frosin hindber

- 1 appelsína, afhýdd og fræhreinsuð

- ⅓ bolli vanillu próteinduft

TVEIR SERV

- ½ bolli appelsínusafi

- 2 matskeiðar ferskur lime safi

- 3 teskeiðar af hunangi

- 1 ½ tsk vanilluþykkni

Leiðbeiningar

a) Blandið ferskjum, hindberjum, appelsínum og próteindufti saman í stóra skál. Skiptið í 6 ziplock frystipoka. Frystið í allt að mánuð, þar til tilbúið til framreiðslu.

b) Setjið innihald eins poka í blandara og bætið við 4 tsk appelsínusafa, 1 tsk limesafa, ½ tsk hunangi og rausnarlegri ¼ tsk vanillu. Blandið þar til slétt. Berið fram strax.

35.   Rainbow kókos smoothie

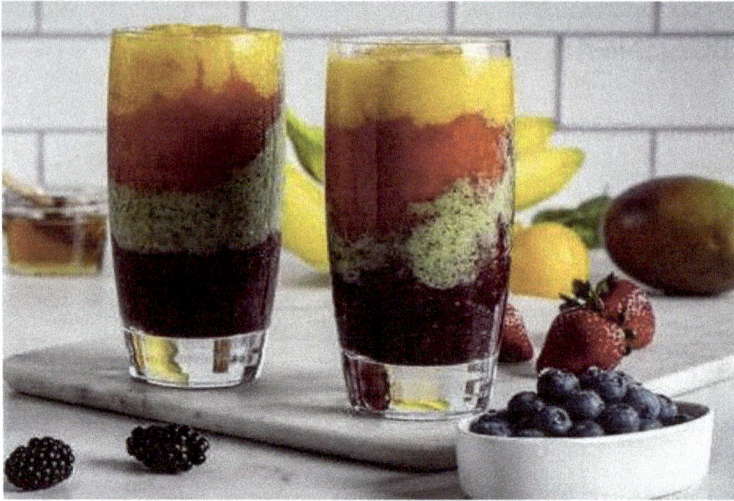

Hráefni

TVEIR UNDIRBÚNINGAR

- 2 mandarínur, afhýddar og sneiddar

- 1 bolli hægeldaður ananas

- 1 bolli skorið mangó

- 1 bolli sneið jarðarber

- 1 bolli bláber

- 1 bolli brómber

- 1 kíví, afhýtt og skorið í sneiðar

- 2 bollar barnaspínat

- $\frac{1}{2}$ bolli kókosflöguð

TVEIR SERV

- 2 bollar af kókosvatni

Leiðbeiningar

a) Sameina mandarínur, ananas, mangó, jarðarber, bláber, brómber, kiwi, spínat og kókos í stórri skál. Skiptið í 6 ziplock frystipoka. Frystið í allt að mánuð, þar til tilbúið til framreiðslu.

b) TIL AÐ GERA EIN SKAMMING: Setjið innihald eins poka í blandara og bætið við ⅓ bolla af kókosvatni. Blandið þar til slétt. Berið fram strax.

36.   Suðræn grænn smoothie

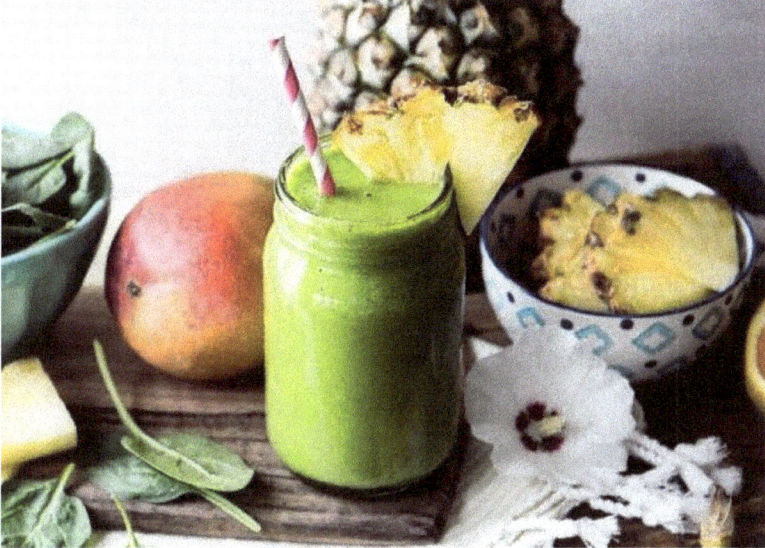

Hráefni

TVEIR UNDIRBÚNINGAR

- 4 bollar barnaspínat

- 1 bolli frosið mangó

- $\frac{3}{4}$ bolli frosinn ananas

- 1 banani, skorinn í sneiðar

- 2 mandarínur, afhýddar og sneiddar

- 4 tsk chiafræ

TVEIR SERV

- 3 bollar af kókosvatni

Leiðbeiningar

a) Sameina spínat, mangó, ananas, banana, mandarínur og chia fræ í stórri skál. Skiptið í 4 ziplock frystipoka. Frystið í allt að mánuð, þar til tilbúið til framreiðslu.

b) TIL AÐ GERA EIN SKAMMING: Setjið innihald eins poka í blandara og bætið við $\frac{3}{4}$ bolla af kókosvatni. Blandið þar til slétt. Berið fram strax.

37.   Tropical Quinoa Smoothie

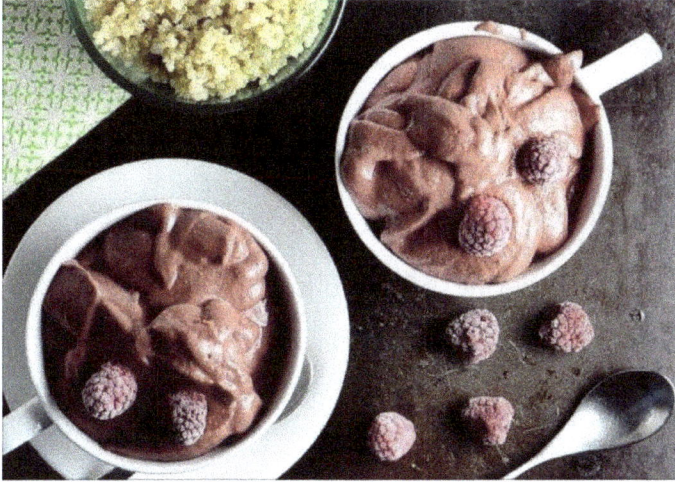

Gefur 1 smoothie

Hráefni

- $\frac{1}{4}$ bolli (45g) soðið kínóa

- $\frac{1}{4}$ bolli (60 ml) létt kókosmjólk (eða mjólk að eigin vali)

- $\frac{1}{3}$ bolli (50 g) frosnir mangóbitar $\frac{1}{3}$ bolli (45g) frosnir ananasbitar $\frac{1}{2}$ frosinn banani

- 1 matskeið af ósykri rifnum kókoshnetu

- 1 msk kókoshnetusykur, tvö bragð $\frac{1}{2}$ tsk vanillu

Leiðbeiningar

a) Blandið öllu hráefninu saman í blandara þar til það er slétt. Stilltu samkvæmni eftir smekk með því að bæta við meiri mjólk fyrir þynnri smoothie og ís eða smá jógúrt fyrir þykkari smoothie.

b) Njóttu!

SNAKAKASSI

38.   Antipasto snakkbox fyrir tvo

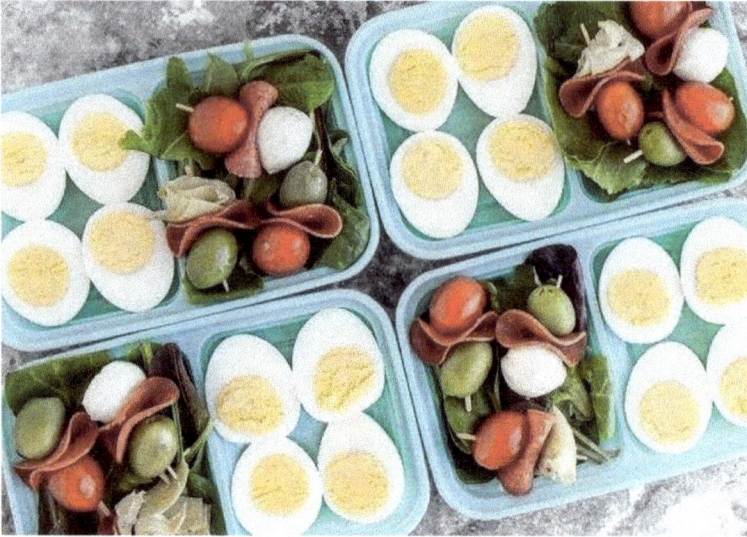

Hráefni

- 2 aura þunnt sneiðar prosciutto

- 2 aura salami, í teningum

- 1 eyri gouda ostur, þunnt sneið

- 1 eyri parmesanostur, þunnt sneið

- $\frac{1}{4}$ bolli möndlur

- 2 matskeiðar grænar ólífur

- 2 matskeiðar svartar ólífur

Leiðbeiningar

a) Setjið prosciutto, salami, osta, möndlur og ólífur í matarílát.

b) Lokið og kælið í allt að 4 daga.

39. Buffalo kjúklingasellerí snakkbox

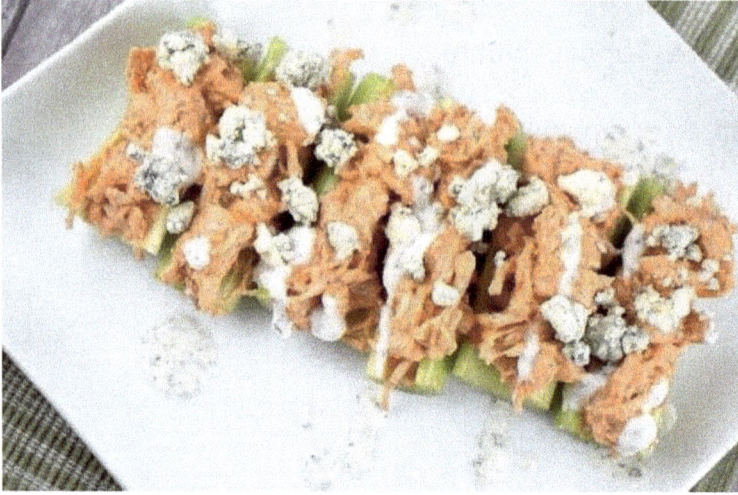

Hráefni

- 1 bolli afgangur af rifnum rotisserie kjúklingi

- 2 matskeiðar grísk jógúrt

- 2 matskeiðar heit sósa

- $\frac{1}{4}$ tsk hvítlauksduft

- $\frac{1}{4}$ tsk laukduft

- Kosher salt og nýmalaður svartur pipar, eftir smekk

- 6 sellerístilkar, skornir í tvennt

- $\frac{1}{2}$ bolli jarðarber, skorin í sneiðar

- $\frac{1}{2}$ bolli vínber

- 2 matskeiðar mulinn gráðostur

- 1 matskeið saxuð fersk steinseljulauf

Leiðbeiningar

a) Sameina kjúklinginn, jógúrt, heita sósu, hvítlauksduft og laukduft í stórri skál; kryddið með salti og pipar eftir smekk. Lokið og kælið í allt að 3 daga.

b) Skiptið sellerístöngunum, jarðarberjunum og vínberjunum í máltíðarílát.

40.   Kjúklinga- og hummus bistrobox

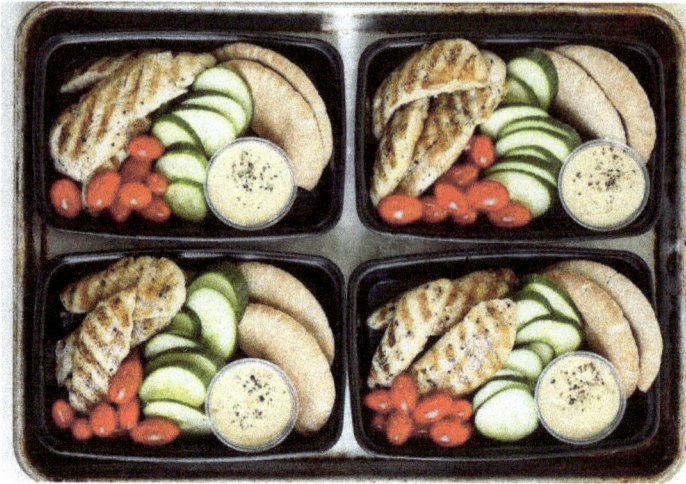

Hráefni

- 1 pund beinlausar, roðlausar kjúklingabringur, skornar í strimla

- $\frac{1}{2}$ tsk hvítlauksduft

- $\frac{1}{4}$ tsk laukduft

- Kosher salt og nýmalaður svartur pipar, eftir smekk

- 1 agúrka, þunnar sneiðar

- 4 mini heilhveiti pítur

- 1 bolli kirsuberjatómatar

- $\frac{1}{2}$ bolli hummus (heimabakað eða keypt í búð)

Leiðbeiningar

a) Forhitið grill í miðlungs-háan hita. Kryddið kjúklinginn með hvítlauksdufti, laukdufti, salti og pipar.

b) Bætið kjúklingnum við grillið og eldið, snúið einu sinni, þar til hann er eldaður í gegn og safinn rennur út, 5 til 6 mínútur á hvorri hlið; sett til hliðar þar til kólnar.

c) Skiptið kjúklingnum, gúrkunni, pítubrauðinu, tómötunum og hummus í máltíðarílát. Geymið í kæli í allt að 3 daga.

41.   Súkkulaði-jarðarber orkubitar

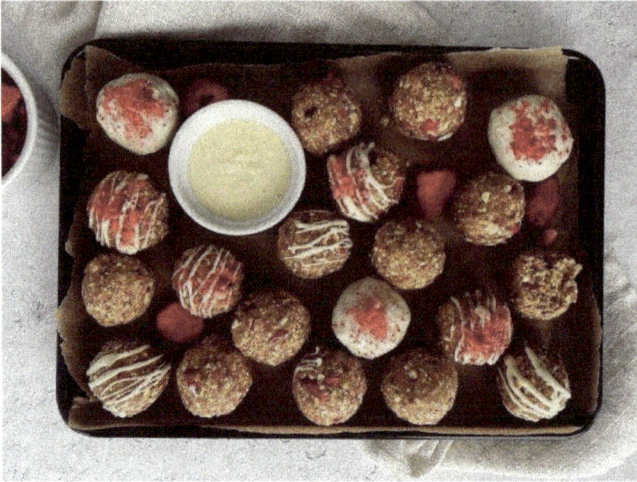

Hráefni

- 1 bolli gamaldags rúllaðir hafrar

- $\frac{1}{2}$ bolli ósykrað rifin kókos

- $\frac{1}{3}$ bolli cashew smjör

- $\frac{1}{4}$ bolli hunang

- 3 matskeiðar chia fræ

- $\frac{1}{2}$ tsk vanilluþykkni

- $\frac{1}{4}$ teskeið kosher salt

- $\frac{3}{4}$ bolli fínsöxuð frostþurrkuð jarðarber

- $\frac{1}{4}$ bolli lítill súkkulaðibitar

Leiðbeiningar

a) Klæðið bökunarplötu með vaxpappír eða smjörpappír; setja til hliðar.

b) Í matvinnsluvél, púlsaðu hafrana og kókosinn þar til blandan líkist grófu hveiti, 5 til 6 pulsur; yfir í meðalstóra skál.

c) Hrærið kasjúhnetum, hunangi, chiafræjum, vanillu og salti saman við með tréskeið, þar til það hefur blandast vel saman. Hrærið jarðarberjum og súkkulaðibitum saman við þar til þau eru samsett.

d) Hnoðið blönduna saman og myndið í 15 (1 tommu) kúlur, um 1 $\frac{1}{2}$ matskeið hver. Settu á tilbúna bökunarplötu í einu lagi.

e) Kælið þar til það er stíft, um 1 klst. Geymið í loftþéttu íláti í kæli í allt að 1 viku, eða í frysti í allt að 1 mánuð.

42. Deli snakk kassi

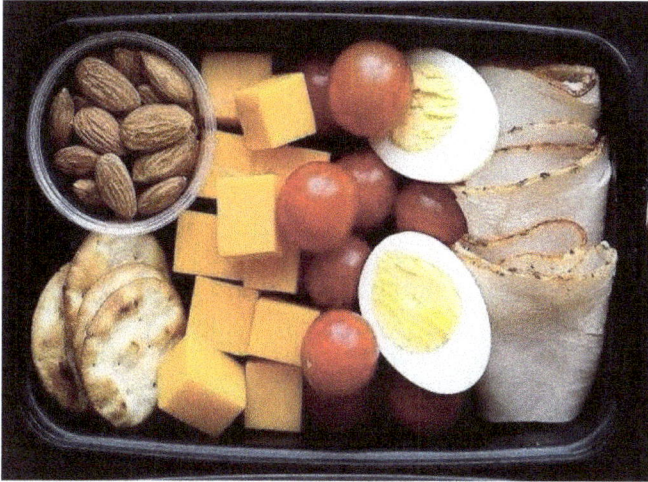

Hráefni

- 1 stórt egg

- 1 ½ aura þunnar kalkúnabringur

- ¼ bolli kirsuberjatómatar

- 1 únsa skarpur cheddar ostur, skorinn í teninga

- 4 pítubita kex

- 1 matskeið hráar möndlur

Leiðbeiningar

a) Setjið eggið í pott og hyljið með köldu vatni um 1 tommu. Látið suðuna koma upp og eldið í 1 mínútu. Hyljið pönnuna með þéttu loki og takið af hitanum; látið sitja í 8 til 10 mínútur. Tæmið vel og látið kólna áður en það er skrælt.

b) Settu kalkún, egg, tómata, ost, kex og möndlur í matarílát. Þetta má geyma í kæliskáp í allt að 3 daga.

43.   Pizza snakk

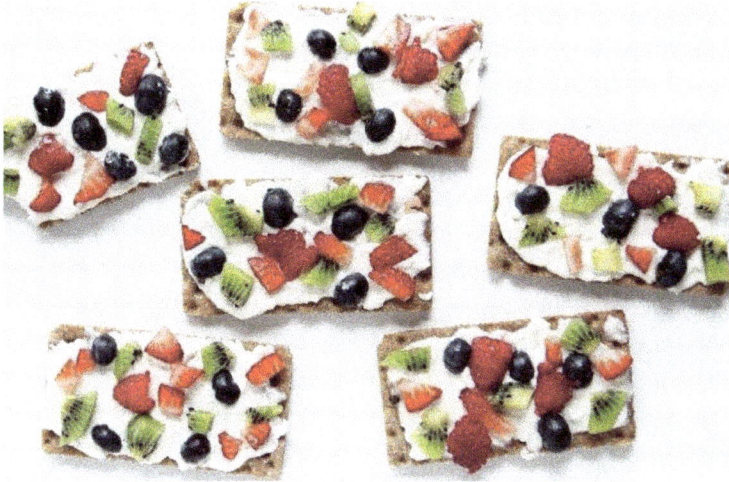

Hráefni

- 4 pítubita kex

- 2 matskeiðar rifinn fituskertur mozzarellaostur

- 2 matskeiðar pizzasósa

- 2 matskeiðar möndlur

- 1 msk mini pepperoni

- $\frac{1}{4}$ bolli vínber

Leiðbeiningar

a) Setjið kex, ost, pizzusósu, möndlur, pepperoni og vínber í matarílát.

b) Geymið í kæli í allt að 3 daga.

44.   Grískt kjúklingabaunakraftsalat

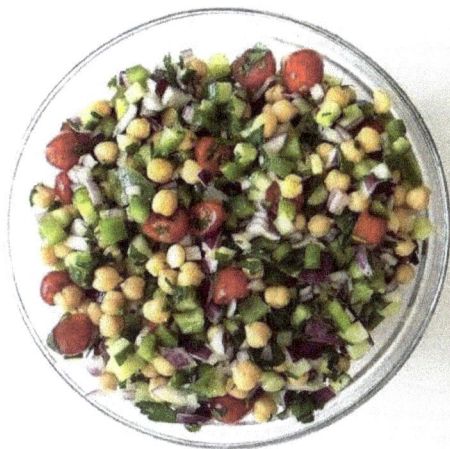

Hráefni

Oregano-hvítlauks vínaigrette

- ¼ bolli extra virgin ólífuolía

- 3 matskeiðar rauðvínsedik

- 2 tsk þurrkað oregano

- 1 ½ tsk heilkorns sinnep

- 1 hvítlauksgeiri, pressaður

- ¼ tsk sykur (valfrjálst)

- Kosher salt og nýmalaður svartur pipar, eftir smekk

Salat

- 1 (15 aura) dós garbanzo baunir, skolaðar og tæmdar

- 1 pint vínberutómatar, helmingaðir

- 1 gul paprika, skorin í teninga

- 1 appelsínugul paprika, skorin í bita

- 2 persneskar gúrkur, helmingaðar langsum og þunnar sneiðar

- 1 bolli söxuð fersk steinseljublöð

- ⅓ bolli niðurskorinn rauðlaukur

- 1 (4-eyri) ílát fetaostur, mulið

Leiðbeiningar

a) FYRIR VINAIGRETTU: Þeytið saman ólífuolíu, edik, oregano, sinnep, hvítlauk og sykur í lítilli skál; kryddið með salti og pipar eftir smekk. Geymist þakið í kæli í 3 til 4 daga.

b) Blandið saman garbanzo baunum, tómötum, papriku, gúrkum, steinselju, lauk og osti í stórri skál. Skiptið í matarílát. Geymist þakið í kæli í 3 til 4 daga.

c) Til að bera fram, hellið vinaigrette á salatið og blandið varlega til að sameina.

45.   Grænkálsflögur snakkbox

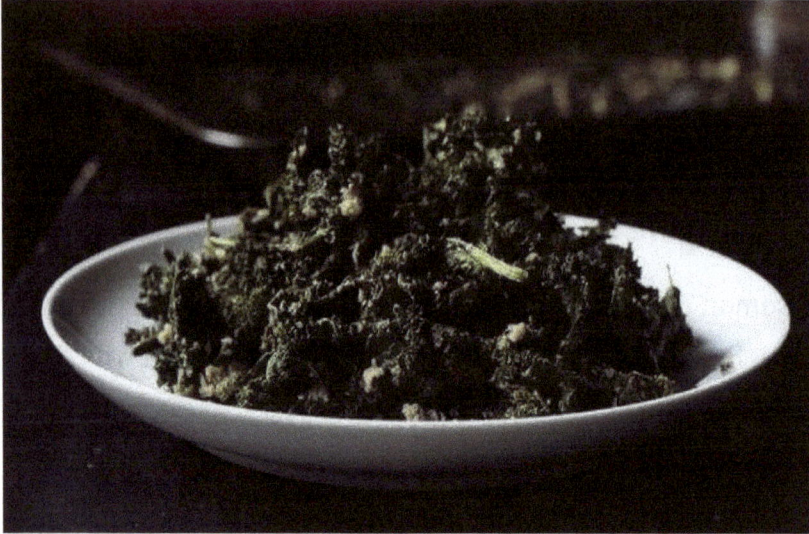

Hráefni

Grænkálsflögur

- 1 búnt grænkál, stilkar og þykk rif fjarlægð

- 2 matskeiðar ólífuolía

- 1 hvítlauksgeiri, pressaður

- Kosher salt og nýmalaður svartur pipar, eftir smekk

Stökkar garbanzo baunir

- 1 (16 aura) dós garbanzo baunir, tæmd og skoluð

- 1 ½ msk ólífuolía

- 1 ½ tsk chili lime krydd

- 1 bolli jarðarber, skorin í sneiðar

- 1 bolli vínber

- 4 mandarínur, afhýddar og í sundur

Leiðbeiningar

a) Forhitið ofninn í 375 gráður F. Smyrjið létt bökunarplötu eða hjúpið með nonstick úða.

b) FYRIR grænkálsflögurnar: Settu grænkálið á tilbúna bökunarplötu. Bætið ólífuolíu og hvítlauk út í og kryddið með salti og pipar. Kasta varlega til að sameina og raða í eitt lag. Bakið í 10 til 13 mínútur, eða þar til það er stökkt; aðeins kólnar alveg. Setja til hliðar.

c) FYRIR STÖKKU BAUNIN: Notaðu hreint eldhúshandklæði eða pappírshandklæði til að þurrka garbanzo baunirnar vandlega. Fjarlægðu og fargaðu skinn. Setjið garbanzos í einu lagi á ofnplötu og bakið í 20 mínútur. Bætið ólífuolíu og chili lime kryddi saman við og blandið varlega saman. Bakið þar til það er stökkt og þurrt, 15 til 17 mínútur til viðbótar.

d) Slökktu á ofninum og opnaðu hurðina örlítið; kældu alveg í ofninum í 1 klst.

e) Settu jarðarberin, vínberin og mandarínurnar í matarílát. Geymist þakið í kæli í 3 til 4 daga. Grænkálsflögur og garbanzos ætti að geyma sérstaklega í ziplock pokum við stofuhita til að halda þeim fallegum og stökkum.

48. Mini grasker prótein kleinuhringir

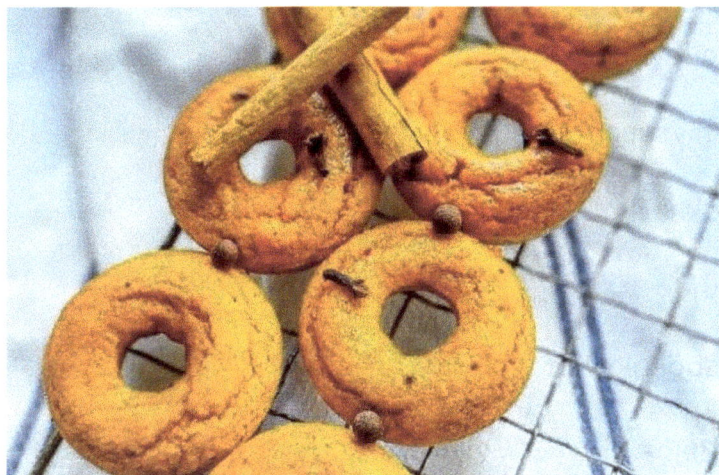

Hráefni

- 1 bolli hvítt heilhveiti

- $\frac{1}{2}$ bolli vanillu mysupróteinduft

- ⅓ bolli þétt pakkaður ljós púðursykur

- 1 $\frac{1}{2}$ tsk lyftiduft

- 1 tsk graskersbökukrydd

- $\frac{1}{4}$ teskeið kosher salt

- 1 bolli niðursoðinn graskersmauk

- 3 matskeiðar ósaltað smjör, brætt

- 2 stórar eggjahvítur

- 2 matskeiðar 2% mjólk

- 1 tsk malaður kanill

- ⅓ bolli kornsykur

- 2 matskeiðar ósaltað smjör, brætt

Leiðbeiningar

a) Forhitaðu ofninn í 350 gráður F. Húðaðu bollana á kleinuhringapönnu með nonstick úða.

b) Blandið saman hveiti, próteindufti, púðursykri, lyftidufti, graskersbökukryddi og salti í stórri skál.

c) Þeytið graskerið, smjörið, eggjahvíturnar og mjólkina saman í stórum mælibolla úr gleri eða annarri skál.

d) Hellið blautu blöndunni yfir þurru hráefnin og hrærið með gúmmíspaða þar til það er rakt.

e) Skellið deiginu jafnt í kleinuhringjaformið. Bakið í 8 til 10 mínútur, þar til kleinurnar eru léttbrúnar og springa aftur þegar þær eru snertar. Kælið í 5 mínútur.

f) Blandið kanil og sykri saman í lítilli skál. Dýfðu hverjum kleinuhring í brædda smjörið og síðan í kanilsykurinn.

g) Berið fram heitt eða við stofuhita. Geymið í loftþéttum umbúðum í allt að 5 daga.

49. Rainbow hummus grænmetishjól

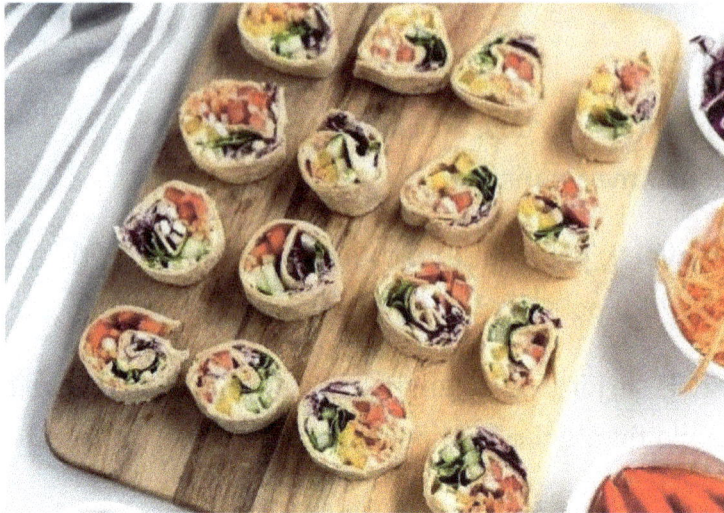

Hráefni

- 2 matskeiðar hummus

- 1 (8 tommu) spínat tortilla

- $\frac{1}{4}$ bolli þunnt sneidd rauð paprika

- $\frac{1}{4}$ bolli þunnt sneidd gul paprika

- $\frac{1}{4}$ bolli þunnt sneið gulrót

- $\frac{1}{4}$ bolli þunnt sneidd agúrka

- $\frac{1}{4}$ bolli barnaspínat

- $\frac{1}{4}$ bolli rifið rauðkál

- $\frac{1}{4}$ bolli alfalfa spíra

- $\frac{1}{2}$ bolli jarðarber

- $\frac{1}{2}$ bolli bláber

Leiðbeiningar

a) Dreifðu hummusinu yfir yfirborð tortillunnar í jöfnu lagi og skildu eftir $\frac{1}{4}$ tommu ramma. Setjið papriku, gulrót, gúrku, spínat, hvítkál og spíra í miðju tortillunnar.

b) Leggið neðri brún tortillunnar þétt yfir grænmetið, brjótið inn hliðarnar. Haltu áfram að rúlla þar til toppnum á tortillunni er náð. Skerið í sjötta hluta.

c) Setjið hjól, jarðarber og bláber í matarílát. Geymið í kæli í 3 til 4 daga.

50. Salsa snakkbox

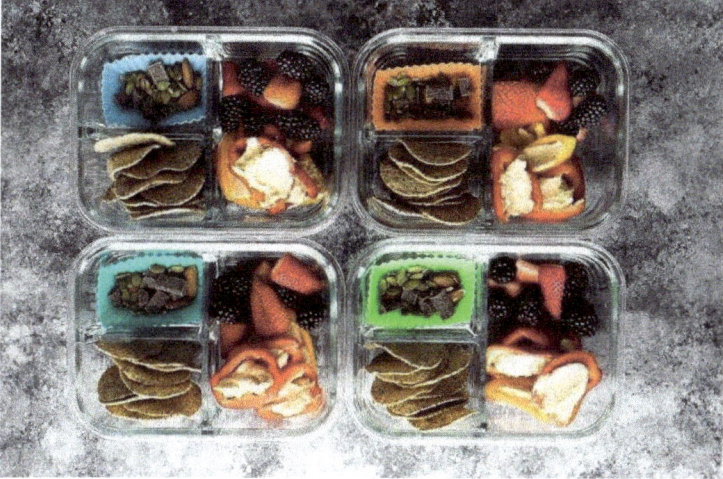

Hráefni

- $\frac{3}{4}$ bolli skorin jarðarber

- $\frac{3}{4}$ bolli skorið mangó

- 1 jalapeño, fræhreinsaður og saxaður

- 2 matskeiðar niðurskorinn rauðlaukur

- 2 matskeiðar söxuð fersk kóríanderlauf

- 2 teskeiðar af hunangi

- Safi úr 1 lime

- 2 bollar tortilla flögur

- 1 rauð paprika, þunnar sneiðar

- 1 appelsínugul paprika, þunnar sneiðar

- 1 jicama, afhýdd og skorin í þykka eldspýtustangir

- 1 ananas, skorinn í báta

Leiðbeiningar

a) Blandaðu saman jarðarberjum, mangó, jalapeño, lauk, kóríander, hunangi og lime safa í stórri skál.

b) Skiptið tortilla flögum í ziplock poka. Skiptu salsa, papriku, jicama og ananas í matarílát. Geymist í kæli í 3 til 4 daga.

51.Heimalagaður hummus

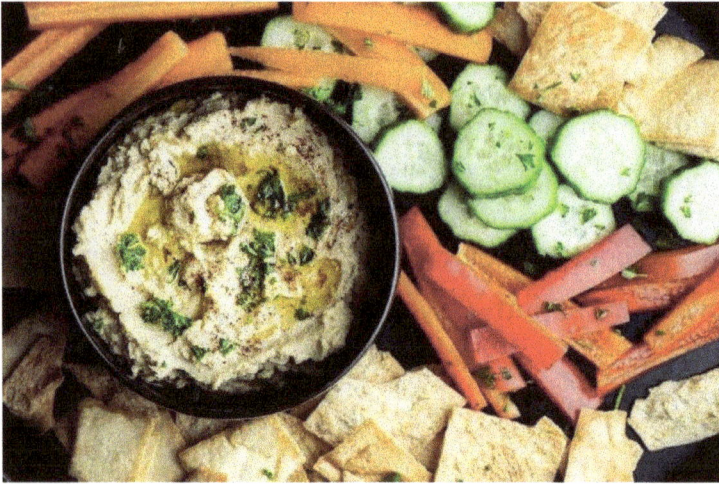

Gefur um 2 bolla

Hráefni

- 1 15 únsur. dós (425 g) kjúklingabaunir, tæmd/skolað (varavökvi)

- $\frac{1}{4}$ bolli (60 ml) af kjúklingabaunadósinni (eða undirvatni)

- 1 matskeið saxaður hvítlaukur

- 1 matskeið tahini

- 1 $\frac{1}{2}$ msk sítrónusafi

- $\frac{1}{2}$ tsk kúmen

- $\frac{1}{4}$ teskeið salt

- $\frac{1}{4}$ tsk paprika

- $\frac{1}{8}$ teskeiðar cayenne, tveggja bragða

- $\frac{1}{8}$ teskeiðar pipar, tveggja bragða

Leiðbeiningar

a) Blandið öllu hráefninu saman í matvinnsluvél.

b) Skafið niður hliðarnar til hálfs og stillið kryddið eftir smekk.

52.Trail Mix

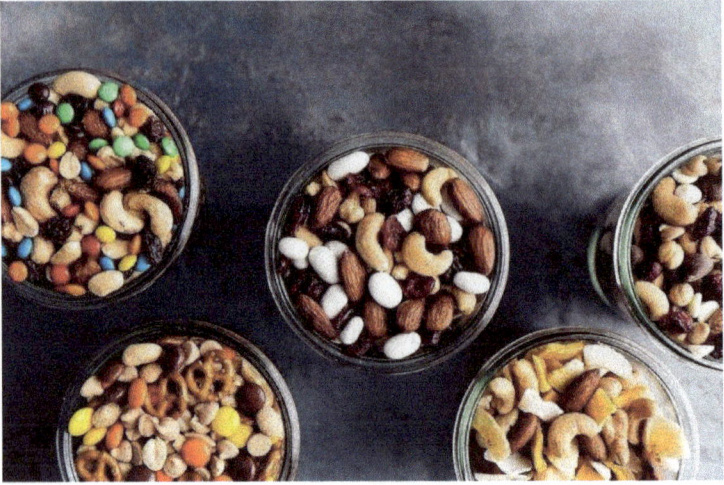

Gefur um 2 bolla

Hráefni

- 1 bolli (15g) poppað popp

- $\frac{1}{4}$ bolli (40g) ristaðar jarðhnetur

- $\frac{1}{4}$ bolli (40g) ristaðar möndlur

- $\frac{1}{4}$ bolli (40g) graskersfræ

- $\frac{1}{4}$ bolli (35g) þurrkuð bláber, án viðbætts sykurs

- 2 matskeiðar dökkt súkkulaðibitar (valfrjálst)

- klípa af kanil (valfrjálst)

- klípa af salti

Leiðbeiningar

a) Blandið öllu hráefninu saman, stillið kanil og salti eftir smekk ef vill.

b) Geymið í loftþéttu íláti.

c) Endist í allt að 2 vikur í búrinu.

53. Olíulaust pestó

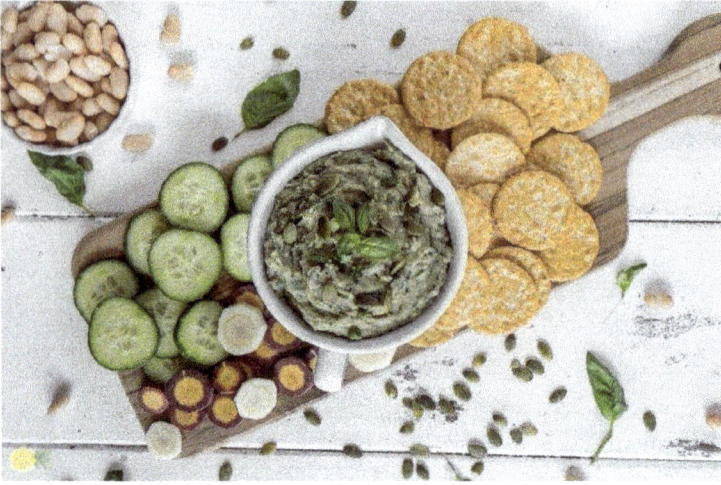

Gefur um 2 bolla

Hráefni

- 1 ½ bolli (60 g) fersk basilíka

- 1 ½ bolli (60 g) ferskt spínat

- 1 15 únsur. (425g) dós hvítar baunir, tæmd/skolað

- 2 matskeiðar valhnetur

- 2 matskeiðar sítrónusafi

- 1 tsk hvítlaukur

- salt og pipar eftir smekk

Leiðbeiningar

a) Setjið allt hráefnið í matvinnsluvél og vinnið þar til vel blandað og æskilegri þéttleika er náð.

b) Geymið í kæli eftir gerð.

c) Endist í 1-2 vikur í kæli.

54. Eggjamuffins

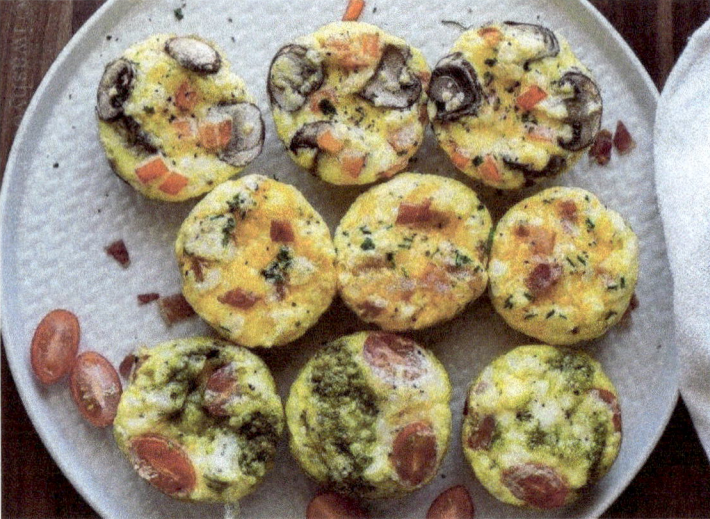

Gefur um 12

Hráefni

- 3-4 bollar (540-720 g) blandað grænmeti, skorið í teninga

- 2 bollar (480g) af eggjahvítum/uppbót (eða eggjum), kryddað með salti og pipar

Leiðbeiningar

a) Forhitið ofninn í 375F (190C).

b) Dreifið blönduðu grænmeti að eigin vali í úðað muffinsform, fyllið um það bil $\frac{1}{2}$ hátt.

c) Hellið eggjum í form, fyllið $\frac{2}{3}$ leið á toppinn.

d) Bakið í um það bil 15 mínútur, þar til það er alveg stíft.

e) Njóttu heitt eða slappað og njóttu kalt! Þessar eru líka frábærar upphitaðar.

f) Endist um 3 daga í kæli, eða 2-3 mánuði í frysti.

55.Tófúbitar

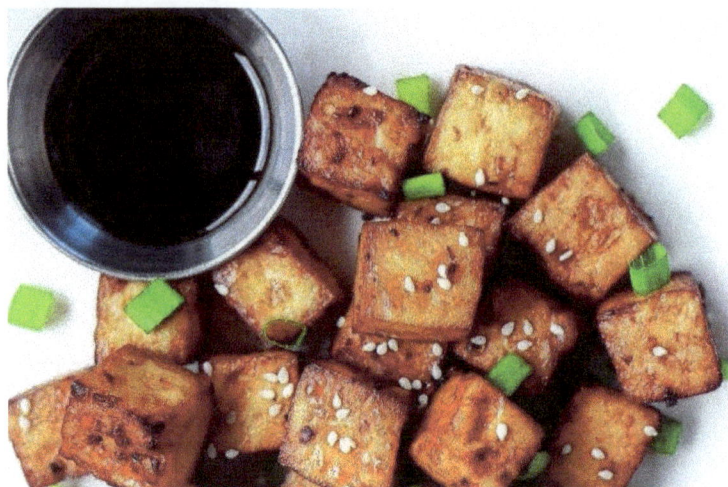

Gefur 4 skammta

Hráefni

- 1 14 únsur. (400g) pakki extra þétt tófú

- matreiðslu sprey

- salt og pipar

- aukakrydd

Leiðbeiningar

a) Forhitið ofninn í 400F (200C).

b) Skerið pressað tófú í teninga eða strimla, eins og þú vilt.

c) Hrærið létt með smá matreiðsluúða og kryddi, eftir smekk. Færið yfir á bökunarplötu klædda bökunarpappír.

d) Bakið í um 45 mínútur, snúið við hálfa leið.

56.Kjúklingasalat

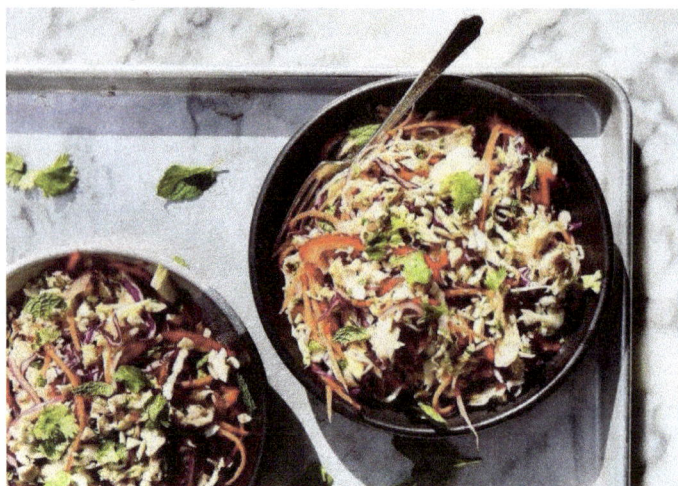

Skilar 1 skammti

Hráefni

- 4 únsur. (115g) kjúklingabringur, rifnar eða í teningum

- 2 matskeiðar af grískri jógúrt

- 1 tsk Dijon sinnep

- 1 tsk gult sinnep

- 2 matskeiðar grænn laukur

- 3 matskeiðar vínber, hálf eða í fjórðung

- 3 matskeiðar saxað sellerí

- 2 matskeiðar saxaðar valhnetur eða pekanhnetur

- 1 tsk estragon

- salt og pipar eftir smekk

Leiðbeiningar

a) Blandið öllu hráefninu saman.

b) Slappaðu af og njóttu! Endist um 5 daga í kæli.

57.Tex-mex kínóa

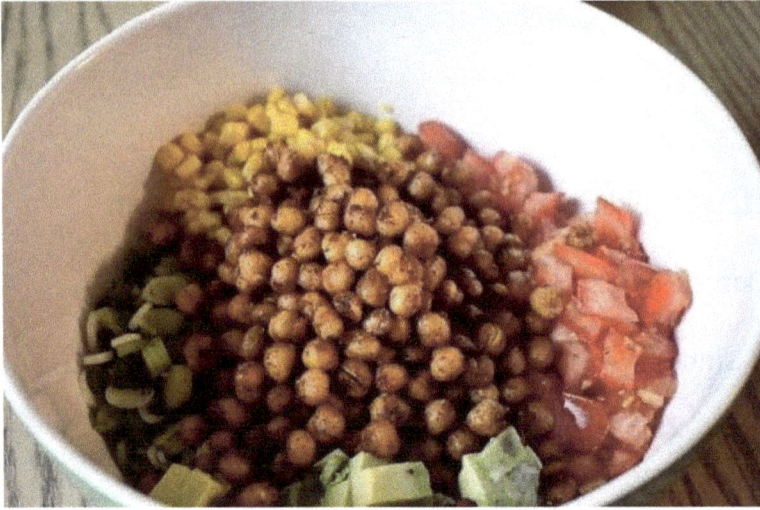

Gefur 12 skammta

Hráefni

- 1 bolli (180g) ósoðið kínóa, skolað

- 1 lb. (450g) extra magrar kalkúnabringur

- 1 15 únsur. dós (425g) svartar baunir, tæmdar/skolaðar

- 1 15 únsur. dós (425g) maís, tæmd/skolað

- 1 10 únsur. dós (285g) niðurskornir tómatar og grænn chili

- 1 10 únsur. dós (285g) rauð enchiladasósa

- 1 ½ bollar (350 ml) kjúklinga-/grænmetissoð eða vatn

- 1 græn paprika, saxuð ½ bolli (80 g) saxaður laukur 2 jalapeño, fræhreinsuð

- 1 matskeið saxaður hvítlaukur

- 2 matskeiðar taco krydd

Leiðbeiningar

a) Bætið öllu í hæga eldavélina. Hrærið vel til að blanda saman.

b) Snúðu hita í lágan. Látið malla í 6-8 klukkustundir, hægt og lágt. Hrærið einu sinni eða tvisvar á meðan á eldunartímanum stendur. (Eldið við háan hita í 4 tíma ef þú ert í tímaþröng).

c) Berið fram með grískri jógúrt sem staðgengill fyrir sýrðan rjóma, salsa og avókadó eða guacamole.

58.Undirbúningur fyrir túnfisksalat

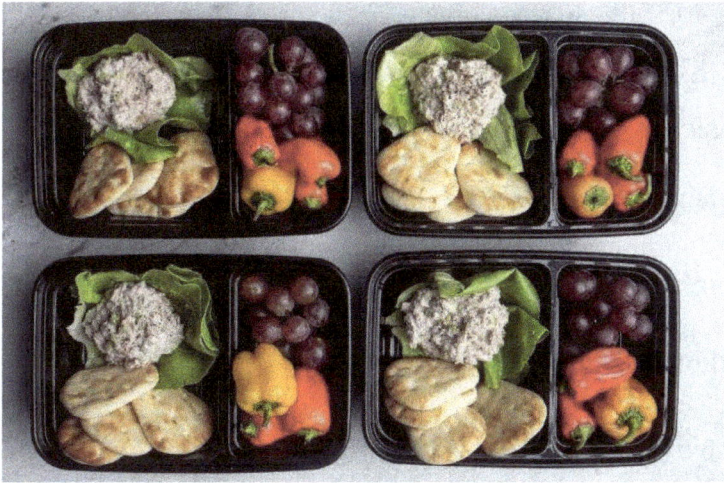

Hráefni

- 2 stór egg

- 2 (5 aura) dósir af túnfiski í vatni, tæmdar og flögaðar

- ½ bolli fitulaus grísk jógúrt

- ¼ bolli sneið sellerí

- ¼ bolli niðurskorinn rauðlaukur

- 1 matskeið Dijon sinnep

- 1 msk sæt súrum gúrkum (valfrjálst)

- 1 tsk nýkreistur sítrónusafi, eða meira eftir smekk

- ¼ tsk hvítlauksduft

- Kosher salt og nýmalaður svartur pipar, eftir smekk

- 4 Bibb salatblöð

- ½ bolli hráar möndlur

- 1 agúrka, skorin í sneiðar

- 1 epli, sneið

Leiðbeiningar

a) Setjið eggin í stóran pott og hyljið með köldu vatni um 1 tommu. Látið suðuna koma upp og eldið í 1 mínútu. Lokið pottinum með þéttu loki og takið af hitanum; látið sitja í 8 til 10 mínútur. Tæmið vel og látið kólna áður en það er skrælt og helmingað.

b) Í meðalstórri skál skaltu sameina túnfisk, jógúrt, sellerí, lauk, sinnep, relish, sítrónusafa og hvítlauksduft; kryddið með salti og pipar eftir smekk.

c) Skiptu salatblöðum í ílát til undirbúnings máltíðar. Toppið með túnfiskblöndunni og bætið eggjunum, möndlunum, gúrkunni og eplinum við til hliðar. Geymist í kæli í 3 til 4 daga.

HEIMUR Hádegisverður

59.Kjúklingaburrito skálar

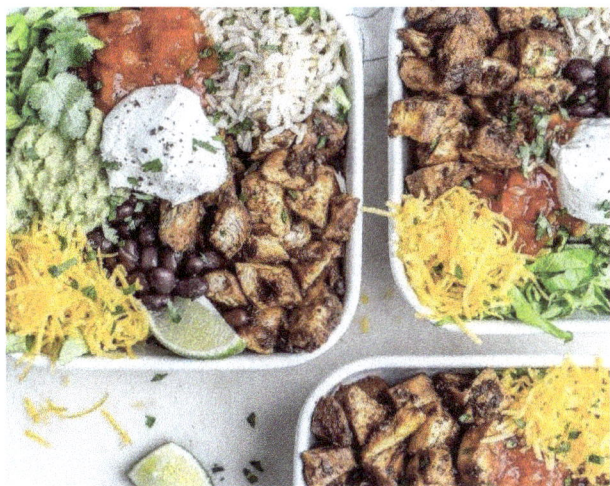

Hráefni

Chipotle rjómasósa

- ½ bolli fitulaus grísk jógúrt
- 1 chipotle pipar í adobo sósu, hakkað eða meira eftir smekk
- 1 hvítlauksgeiri, saxaður
- 1 matskeið nýkreistur lime safi

Burrito skál

- ⅔ bolli brún hrísgrjón
- 1 matskeið ólífuolía
- 1 pund malaður kjúklingur
- ½ tsk chili duft
- ½ tsk hvítlauksduft
- ½ tsk malað kúmen
- ½ tsk þurrkað oregano
- ¼ tsk laukduft
- ¼ tsk paprika
- Kosher salt og nýmalaður svartur pipar, eftir smekk

- 1 (15 aura) dós svartar baunir, tæmd og skoluð

- 1 ¾ bollar maískjarnar (frystir, niðursoðnir eða ristaðir)

- ½ bolli pico de gallo (heimabakað eða keypt í búð)

Leiðbeiningar

a) FYRIR CHIPOTLE kremsósuna: Þeytið saman jógúrt, chipotle pipar, hvítlauk og lime safa. Lokið og kælið í allt að 3 daga.

b) Eldið hrísgrjónin samkvæmt pakkaleiðbeiningum í stórum potti með 2 bollum af vatni; setja til hliðar.

c) Hitið ólífuolíuna í stórum potti eða hollenskum ofni yfir meðalháum hita. Bætið kjúklingi, chilidufti, hvítlauksdufti, kúmeni, oregano, laukdufti og papriku út í; kryddið með salti og pipar. Eldið þar til kjúklingurinn hefur brúnast, 3 til 5 mínútur, vertu viss um að mola kjúklinginn þegar hann eldar; tæma umfram fitu.

d) Skiptu hrísgrjónum í máltíðarílát. Toppið með malaðri kjúklingablöndu, svörtum baunum, maís og pico de gallo. Geymist þakið í kæli í 3 til 4 daga. Dreypið chipotle rjómasósu yfir. Skreytið með kóríander og limebát, ef vill, og berið fram. Hitið aftur í örbylgjuofni með 30 sekúndna millibili þar til það er hitað í gegn.

60.Kjúklingur tikka masala

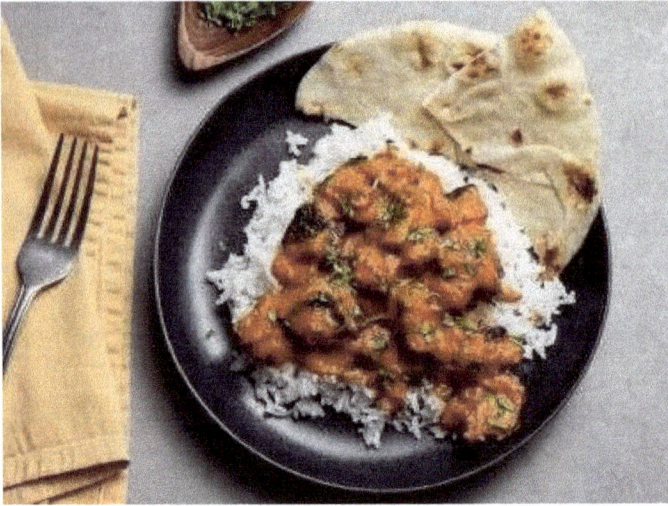

Hráefni

- 1 bolli basmati hrísgrjón

- 2 matskeiðar ósaltað smjör

- 1 ½ pund beinlausar, roðlausar kjúklingabringur, skornar í 1 tommu bita

- Kosher salt og nýmalaður svartur pipar, eftir smekk

- 1 laukur, skorinn í bita

- 2 matskeiðar tómatmauk

- 1 msk nýrifinn engifer

- 3 hvítlauksrif, söxuð

- 2 tsk garam masala

- 2 tsk chili duft

- 2 tsk malað túrmerik

- 1 (28-únsu) dós tómatar í hægeldunum

- 1 bolli kjúklingakraftur

- ⅓ bolli þungur rjómi

- 1 matskeið ferskur sítrónusafi

- ¼ bolli söxuð fersk kóríanderlauf (valfrjálst)

- 1 sítróna, skorin í báta (má sleppa)

Leiðbeiningar

a) Eldið hrísgrjónin samkvæmt pakkaleiðbeiningum í stórum potti með 2 bollum af vatni; setja til hliðar.

b) Bræðið smjörið í stórri pönnu við meðalhita. Kryddið kjúklinginn með salti og pipar. Bætið kjúklingnum og lauknum á pönnuna og eldið, hrærið af og til, þar til gullið, 4 til 5 mínútur. Hrærið tómatmaukinu, engiferinu, hvítlauknum, garam masala, chiliduftinu og túrmerikinu út í og eldið þar til það hefur blandast vel saman, 1 til 2 mínútur. Hrærið sneiðum tómötum og kjúklingakrafti saman við. Látið suðuna koma upp; lækkið hitann og látið malla, hrærið af og til, þar til það hefur þykknað aðeins, um það bil 10 mínútur.

c) Hrærið rjómanum, sítrónusafanum og kjúklingnum saman við og eldið þar til það er hitað í gegn, um 1 mínútu.

d) Setjið hrísgrjóna- og kjúklingablönduna í máltíðarílát. Skreytið með kóríander og sítrónubátum, ef vill, og berið fram. Geymist þakið í kæli í 3 til 4 daga. Hitið aftur í örbylgjuofni með 30 sekúndna millibili þar til það er hitað í gegn.

61.Grískar kjúklingaskálar

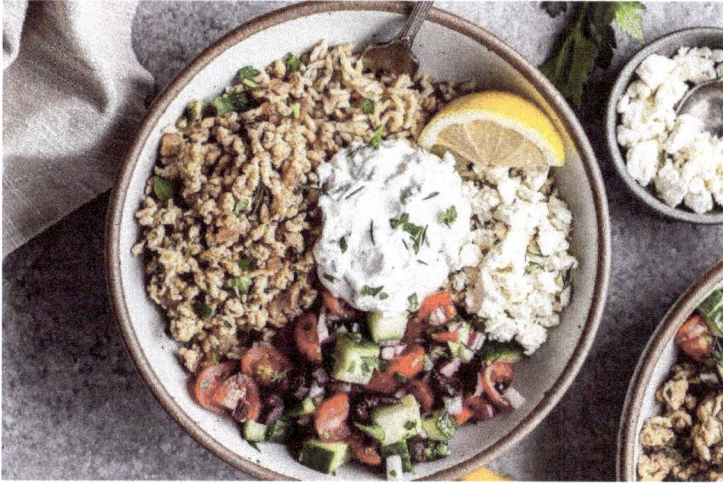

Hráefni

Kjúklingur og hrísgrjón

- 1 pund beinlausar, roðlausar kjúklingabringur

- ¼ bolli auk 2 matskeiðar ólífuolía, skipt

- 3 hvítlauksrif, söxuð

- Safi úr 1 sítrónu

- 1 matskeið rauðvínsedik

- 1 matskeið þurrkað oregano

- Kosher salt og nýmalaður svartur pipar, eftir smekk

- ¾ bolli brún hrísgrjón

Gúrkusalat

- 2 enskar gúrkur, skrældar og skornar í sneiðar

- ½ bolli þunnt sneiddur rauðlaukur

- Safi úr 1 sítrónu

- 2 matskeiðar extra virgin ólífuolía

- 1 matskeið rauðvínsedik

- 2 hvítlauksrif, pressuð

- ½ tsk þurrkað oregano

Tzatziki sósa

- 1 bolli grísk jógúrt

- 1 ensk agúrka, fínt skorin

- 2 hvítlauksrif, pressuð

- 1 matskeið saxað ferskt dill

- 1 tsk rifinn sítrónubörkur

- 1 msk nýkreistur sítrónusafi

- 1 tsk söxuð fersk mynta (valfrjálst)

- Kosher salt og nýmalaður svartur pipar, eftir smekk

- 2 matskeiðar extra virgin ólífuolía

- 1 ½ pund kirsuberjatómatar, helmingaðir

Leiðbeiningar

a) FYRIR Kjúklinginn: Blandaðu saman kjúklingnum, ¼ bolla af ólífuolíunni, hvítlauknum, sítrónusafanum, ediki og oregano í lítra stóra ziplock poka; kryddið með salti og pipar. Marineraðu kjúklinginn í kæliskápnum í að minnsta kosti 20 mínútur eða allt að 1 klukkustund, snúðu pokanum af og til. Tæmið kjúklinginn og fargið marineringunni.

b) Hitið hinar 2 matskeiðar ólífuolíu í stórri pönnu yfir meðalháum hita. Bætið kjúklingnum út í og eldið, snúið einu sinni, þar til hann er eldaður í gegn, 3 til 4 mínútur á hlið. Látið kólna áður en það er skorið í stóra bita.

c) Eldið hrísgrjónin í stórum potti með 2 bollum af vatni samkvæmt leiðbeiningum á pakka.

d) Skiptið hrísgrjónunum og kjúklingnum í máltíðarílát. Geymist þakið í kæli í allt að 3 daga.

e) FYRIR Gúrkusalatið: Blandið saman gúrkum, lauk, sítrónusafa, ólífuolíu, ediki, hvítlauk og oregano í litla skál. Lokið og kælið í allt að 3 daga.

f) FYRIR TZATZIKI SÓSNU: Blandið saman jógúrt, gúrku, hvítlauk, dilli, sítrónubörk og safa og myntu (ef hún er notuð) í litla skál. Kryddið með salti og pipar eftir smekk og dreypið ólífuolíu yfir. Lokið og kælið í að minnsta kosti 10 mínútur, leyfið bragðinu að blandast saman. Má geyma í kæli í 3 til 4 daga.

g) Til að bera fram skaltu hita hrísgrjón og kjúkling aftur í örbylgjuofni með 30 sekúndna millibili, þar til þau eru hituð í gegn. Toppið með gúrkusalati, tómötum og Tzatziki sósu og berið fram.

62.Tilbúnar nautakjötsskálar fyrir kóreska máltíð

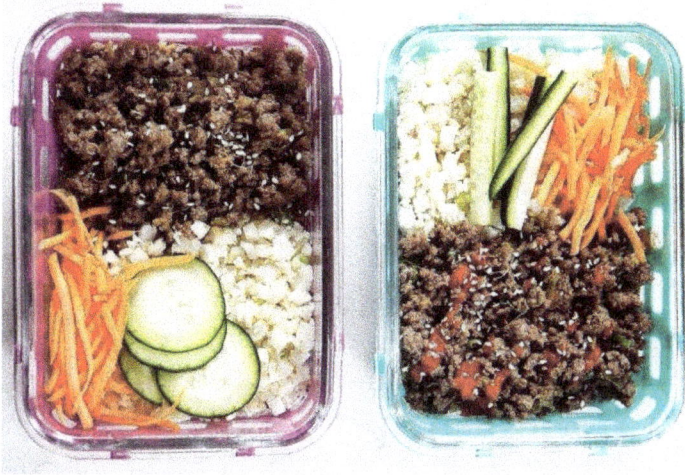

Hráefni

- ⅔ bolli hvít eða brún hrísgrjón

- 4 meðalstór egg

- 1 matskeið ólífuolía

- 2 hvítlauksrif, söxuð

- 4 bollar saxað spínat

Kóreskt nautakjöt

- 3 matskeiðar pakkaður púðursykur

- 3 matskeiðar sojasósa með minni natríum

- 1 msk nýrifinn engifer

- 1 ½ tsk sesamolía

- ½ tsk sriracha (má sleppa)

- 2 tsk ólífuolía

- 2 hvítlauksrif, söxuð

- 1 pund nautahakk

- 2 grænir laukar, þunnar sneiðar (valfrjálst)

- ¼ tsk sesamfræ (má sleppa)

Leiðbeiningar

a) Eldið hrísgrjónin samkvæmt leiðbeiningum á pakka; setja til hliðar.

b) Setjið eggin í stóran pott og hyljið með köldu vatni um 1 tommu. Látið suðuna koma upp og eldið í 1 mínútu. Lokið pottinum með þéttu loki og takið af hitanum; látið sitja í 8 til 10 mínútur. Tæmið vel og látið kólna áður en það er skrælt og skorið í tvennt.

c) Hitið ólífuolíuna á stórri pönnu við meðalháan hita. Bætið hvítlauknum út í og eldið, hrærið oft, þar til ilmandi, 1 til 2 mínútur. Hrærið spínatinu saman við og eldið þar til það er visnað, 2 til 3 mínútur; setja til hliðar.

d) Fyrir nautakjötið: Þeytið púðursykur, sojasósu, engifer, sesamolíu og sriracha saman í lítilli skál, ef það er notað.

e) Hitið ólífuolíuna á stórri pönnu við meðalháan hita. Bætið hvítlauknum út í og eldið, hrærið stöðugt, þar til ilmandi, um 1 mínútu. Bætið nautahakkinu út í og eldið þar til það er brúnt, 3 til 5 mínútur, vertu viss um að mola nautakjötið þegar það eldar; tæma umfram fitu. Hrærið sojasósublöndunni og grænlauknum saman við þar til það hefur blandast vel saman, látið malla þar til það er hitað í gegn, um það bil 2 mínútur.

f) Setjið hrísgrjón, egg, spínat og nautahakkblöndu í máltíðarílát og skreytið með grænum lauk og sesamfræjum, ef þess er óskað. Geymist þakið í kæli í 3 til 4 daga.

g) Hitið aftur í örbylgjuofni með 30 sekúndna millibili þar til það er hitað í gegn.

63.Mason jar kjúklingur og ramen súpa

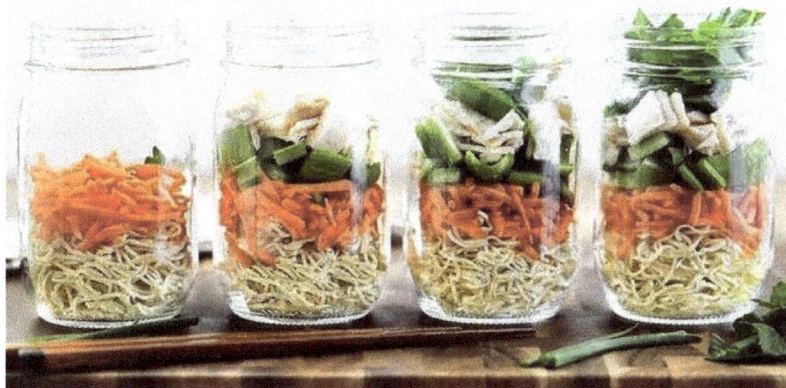

Hráefni

- 2 (5,6 aura) pakkar yakisoba núðlur í kæli

- 2 ½ matskeiðar af natríumsnautt grænmetissoð grunnþykkni (okkur líkar betur en skál)

- 1 ½ msk sojasósa með minni natríum

- 1 matskeið hrísgrjónavínsedik

- 1 msk nýrifinn engifer

- 2 tsk sambal oelek (malað ferskt chilipasta), eða meira eftir smekk

- 2 tsk sesamolía

- 2 bollar afgangur af rifnum rotisserie kjúklingi

- 3 bollar barnaspínat

- 2 gulrætur, skrældar og rifnar

- 1 bolli niðurskornir shiitake sveppir

- ½ bolli fersk kóríanderlauf

- 2 grænir laukar, þunnar sneiðar

- 1 tsk sesamfræ

Leiðbeiningar

a) Í stórum potti af sjóðandi vatni, eldið yakisoba þar til það losnar, 1 til 2 mínútur; tæmdu vel.

b) Í lítilli skál skaltu sameina seyðibotninn, sojasósu, edik, engifer, sambal oelek og sesamolíu.

c) Skiptu seyðiblöndunni í 4 (24 únsu) glerkrukkur með breiðum munni með loki eða öðrum hitaþéttum ílátum. Toppið með yakisoba, kjúklingi, spínati, gulrótum, sveppum, kóríander, grænum lauk og sesamfræjum. Lokið og kælið í allt að 4 daga.

d) Til að bera fram skaltu afhjúpa krukku og bæta við nógu heitu vatni til að hylja innihaldið, um það bil 1 $\frac{1}{4}$ bollar. Örbylgjuofn, afhjúpuð, þar til það er hitað í gegn, 2 til 3 mínútur. Látið standa í 5 mínútur, hrærið til að blanda saman og berið fram strax.

64. Mason jar Bolognese

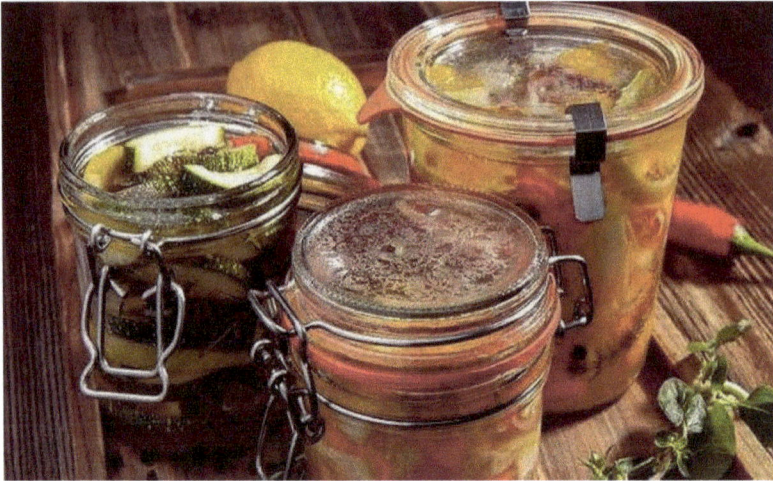

Hráefni

- 2 matskeiðar ólífuolía

- 1 pund nautahakk

- 1 pund ítalsk pylsa, hlíf fjarlægð

- 1 laukur, saxaður

- 4 hvítlauksrif, söxuð

- 3 (14,5 únsur) dósir sneiddir tómatar, tæmdir

- 2 (15 aura) dósir tómatsósa

- 3 lárviðarlauf

- 1 tsk þurrkað oregano

- 1 tsk þurrkuð basil

- ½ tsk þurrkað timjan

- 1 tsk kosher salt

- ½ tsk nýmalaður svartur pipar

- 2 (16 aura) pakkar fituskertur mozzarellaostur, í teningum

- 32 aura ósoðinn heilhveiti fusilli, soðinn samkvæmt pakkaleiðbeiningum; um 16 bollar eldaðir

Leiðbeiningar

161

a) Hitið ólífuolíuna á stórri pönnu við meðalháan hita. Bætið nautahakkinu, pylsunni, lauknum og hvítlauknum saman við. Eldið þar til það er brúnt, 5 til 7 mínútur, vertu viss um að mylja nautakjötið og pylsuna þegar það eldar; tæma umfram fitu.

b) Flyttu nautahakkblönduna yfir í 6 lítra hægan eldavél. Hrærið tómötum, tómatsósu, lárviðarlaufum, oregano, basil, timjan, salti og pipar saman við. Lokið og eldið við lágan hita í 7 klukkustundir og 45 mínútur. Takið lokið af og snúið hæga eldavélinni á háan hita. Haltu áfram að elda í 15 mínútur þar til sósan hefur þykknað. Fargið lárviðarlaufunum og látið sósuna kólna alveg.

c) Skiptu sósunni í 16 (24 aura) glerkrukkur með breiðum munni með loki eða öðrum hitaþéttum ílátum. Toppið með mozzarella og fusilli. Geymið í kæli í allt að 4 daga.

d) Til að þjóna, örbylgjuofn, afhjúpað, þar til það er hitað í gegn, um 2 mínútur. Hrærið til að blanda saman.

65.Mason jar lasagna

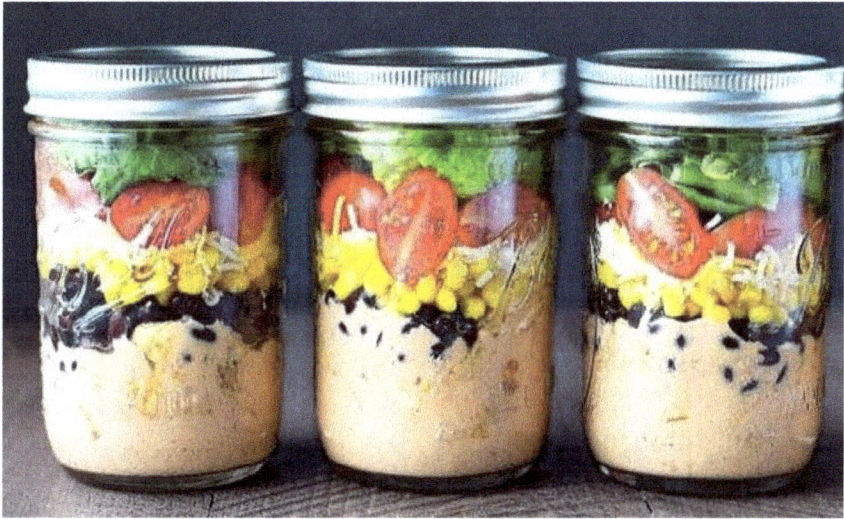

Hráefni

- 3 lasagna núðlur

- 1 matskeið ólífuolía

- ½ pund malaður hryggur

- 1 laukur, skorinn í bita

- 2 hvítlauksrif, söxuð

- 3 matskeiðar tómatmauk

- 1 tsk ítalskt krydd

- 2 (14,5 aura) dósir sneiddir tómatar

- 1 meðalstór kúrbít, rifinn

- 1 stór gulrót, rifin

- 2 bollar rifið barnaspínat

- Kosher salt og nýmalaður svartur pipar, eftir smekk

- 1 bolli undanrenndur ricotta ostur

- 1 bolli rifinn mozzarellaostur, skipt

- 2 matskeiðar söxuð fersk basilíkublöð

Leiðbeiningar

a) Í stórum potti með sjóðandi söltu vatni, eldið pastað samkvæmt leiðbeiningum á pakka; tæmdu vel. Skerið hverja núðlu í 4 bita; setja til hliðar.

b) Hitið ólífuolíuna á stórri pönnu eða hollenskri pönnu yfir meðalháum hita. Bætið malaða hryggnum og lauknum út í og eldið þar til það er brúnt, 3 til 5 mínútur, vertu viss um að mola nautakjötið þegar það eldar; tæma umfram fitu.

c) Hrærið hvítlauknum, tómatmaukinu og ítölsku kryddinu saman við og eldið þar til ilmandi, 1 til 2 mínútur. Hrærið tómötunum saman við, lækkið hitann og látið malla þar til þykknar aðeins, 5 til 6 mínútur. Hrærið kúrbítnum, gulrótinni og spínatinu saman við og eldið, hrærið oft, þar til það er mjúkt, 2 til 3 mínútur. Kryddið með salti og pipar eftir smekk. Setjið sósu til hliðar.

d) Blandaðu saman ricotta, ½ bolla af mozzarella og basilíkunni í lítilli skál; kryddið með salti og pipar eftir smekk

e) Forhitið ofninn í 375 gráður F. Olíu léttlega 4 (16-únsu) glerkrukkur með breiðum munni með loki, eða öðrum ofnum öruggum ílátum, eða hjúpið með nonstick úða.

f) Setjið 1 pastastykki í hverja krukku. Skiptið þriðjungi sósunnar í krukkurnar. Endurtaktu með öðru lagi af pasta og sósu. Toppið með ricotta blöndu, afgangi af pasta og afgangi af sósu. Stráið ½ bolla af mozzarellaosti yfir.

g) Settu krukkurnar á bökunarplötu. Setjið í ofninn og bakið þar til það er freyðandi, 25 til 30 mínútur; algjör snilld. Geymið í kæli í allt að 4 daga.

66. Miso engifer detox súpa

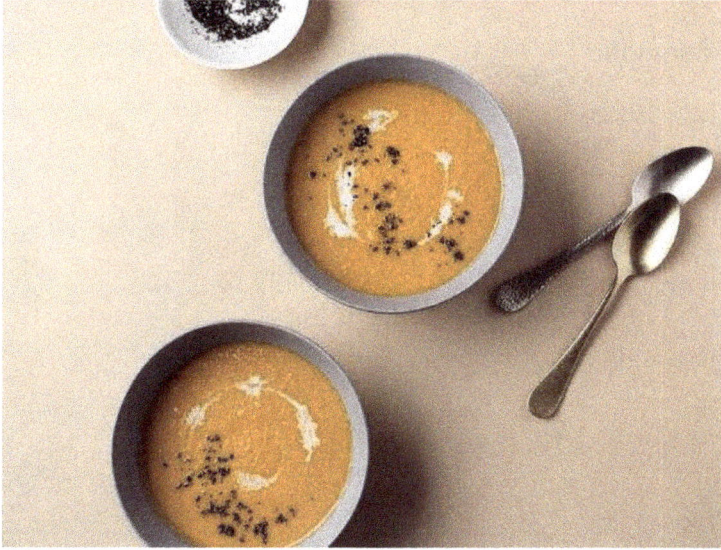

Hráefni

- 2 tsk ristað sesamolía

- 2 tsk canola olía

- 3 hvítlauksrif, söxuð

- 1 msk nýrifinn engifer

- 6 bollar grænmetiskraftur

- 1 blað kombu, skorið í litla bita

- 4 tsk hvítt miso-mauk

- 1 (3,5 únsu) pakki shiitake sveppir, sneiddir (um 2 bollar)

- 8 aura fast tófú, í teningum

- 5 baby bok choy, saxað

- ¼ bolli sneiddur grænn laukur

Leiðbeiningar

a) Hitið sesamolíuna og rapsolíuna í stórum potti eða hollensku yfir miðlungshita. Bætið hvítlauknum og engiferinu út í og eldið, hrærið oft, þar til ilmandi, 1 til 2 mínútur. Hrærið soðinu, kombu og miso paste út í og látið suðuna koma upp. Lokið, lækkið hitann og látið malla í 10 mínútur. Hrærið sveppunum saman við og eldið þar til þeir eru mjúkir, um 5 mínútur.

b) Hrærið tófúinu og bok choy út í og eldið þar til tófúið er hitað í gegn og bok choyið er rétt mjúkt, um það bil 2 mínútur. Hrærið græna lauknum saman við. Berið fram strax.

c) Eða, til að undirbúa fyrirfram, láttu soðið kólna alveg í lok skrefs 1. Hrærið síðan tófúinu, bok choy og grænum lauk út í. Skiptið í loftþétt ílát, lokið og geymið í kæli í allt að 3 daga. Til að hita aftur skaltu setja í örbylgjuofninn með 30 sekúndna millibili þar til það er hitað í gegn.

67.Fylltar sætar kartöflur

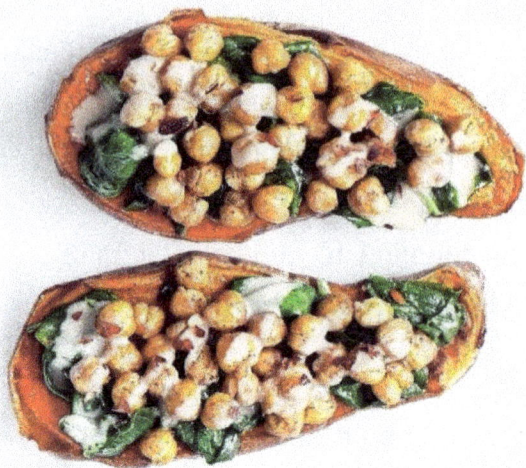

AFKOMA: 4 SKAMMAR

Hráefni

- 4 miðlungs sætar kartöflur

Leiðbeiningar

a) Forhitið ofninn í 400 gráður F. Klæðið bökunarplötu með smjörpappír eða álpappír.

b) Settu sætu kartöflurnar í einu lagi á tilbúnu bökunarplötunni. Bakið þar til gaffalinn er mjúkur, um 1 klukkustund og 10 mínútur.

c) Látið hvíla þar til það er nógu kalt til að hægt sé að höndla það.

68.Kóreskar kjúklingafylltar kartöflur

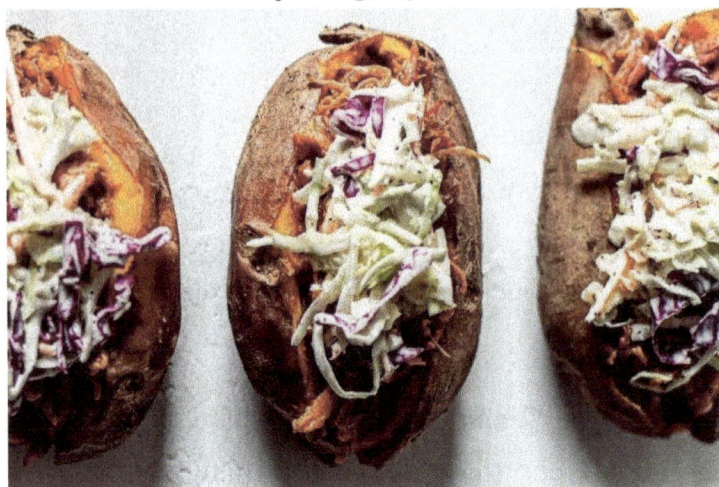

Hráefni

- $\frac{1}{2}$ bolli kryddað hrísgrjónavínsedik

- 1 matskeið sykur

- Kosher salt og nýmalaður svartur pipar, eftir smekk

- 1 bolli eldspýtugulrætur

- 1 stór skalottlaukur, skorinn í sneiðar

- $\frac{1}{4}$ tsk muldar rauðar piparflögur

- 2 tsk sesamolía

- 1 (10 aura) pakki ferskt spínat

- 2 hvítlauksrif, söxuð

- 4 ristaðar sætar kartöflur (hér)

- 2 bollar kryddaður kóreskur sesamkjúklingur (hér)

Leiðbeiningar

a) Blandið saman edikinu, sykri, 1 tsk salt og $\frac{1}{4}$ bolli af vatni í litlum potti. Látið suðu koma upp við meðalhita. Hrærið gulrótum, skalottlaukum og rauðum piparflögum saman við. Takið af hellunni og látið standa í 30 mínútur.

b) Hitið sesamolíuna á stórri pönnu yfir meðalhita. Hrærið spínatinu og hvítlauknum saman við og eldið þar til spínatið hefur visnað, 2 til 4 mínútur. Kryddið með salti og pipar eftir smekk.

c) Haldið kartöflunum langsum og kryddið með salti og pipar. Toppið með kjúklingnum, gulrótarblöndunni og spínati.

d) Skiptið sætu kartöflunum í matarílát. Geymið í kæli í allt að 3 daga. Hitið aftur í örbylgjuofni með 30 sekúndna millibili þar til það er hitað í gegn.

69.Fylltar kartöflur með grænkáli og rauðum pipar

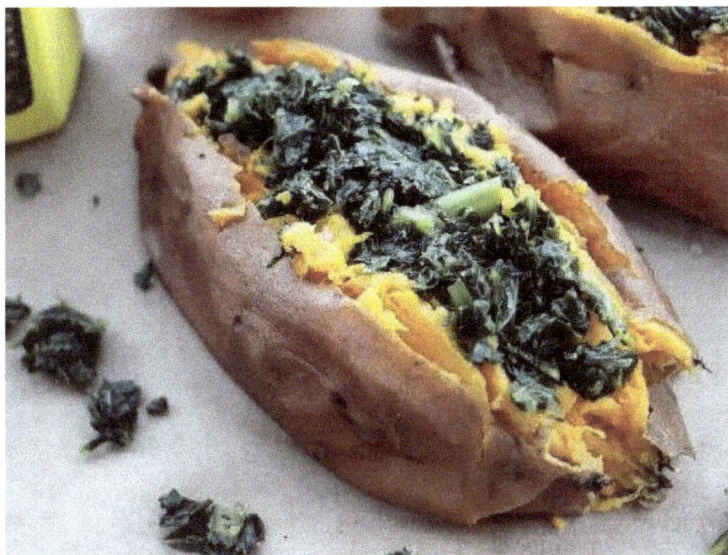

Hráefni

- 1 matskeið ólífuolía

- 2 hvítlauksrif, söxuð

- 1 sætur laukur, skorinn í teninga

- 1 tsk reykt paprika

- 1 rauð paprika, þunnar sneiðar

- 1 búnt hrokkið grænkál, stilkar fjarlægðir og blöð saxuð

- Kosher salt og nýmalaður svartur pipar, eftir smekk

- 4 ristaðar sætar kartöflur

- $\frac{1}{2}$ bolli mulinn fituskertur fetaostur

Leiðbeiningar

a) Hitið ólífuolíuna á stórri pönnu yfir meðalhita. Bætið hvítlauknum og lauknum út í og eldið, hrærið oft, þar til laukurinn er hálfgagnsær, 2 til 3 mínútur. Hrærið paprikunni saman við og eldið þar til hún er ilmandi, um 30 sekúndur.

b) Hrærið papriku út í og eldið þar til hún er stökk, um það bil 2 mínútur. Hrærið grænkálinu saman við, handfylli í einu, og eldið þar til það er skærgrænt og aðeins visnað, 3 til 4 mínútur.

c) Kartöflur í helminga og kryddaðar með salti og pipar. Toppið með grænkálsblöndunni og fetaostinum.

d) Skiptið sætu kartöflunum í matarílát.

70.Sinnepskjúklingafylltar kartöflur

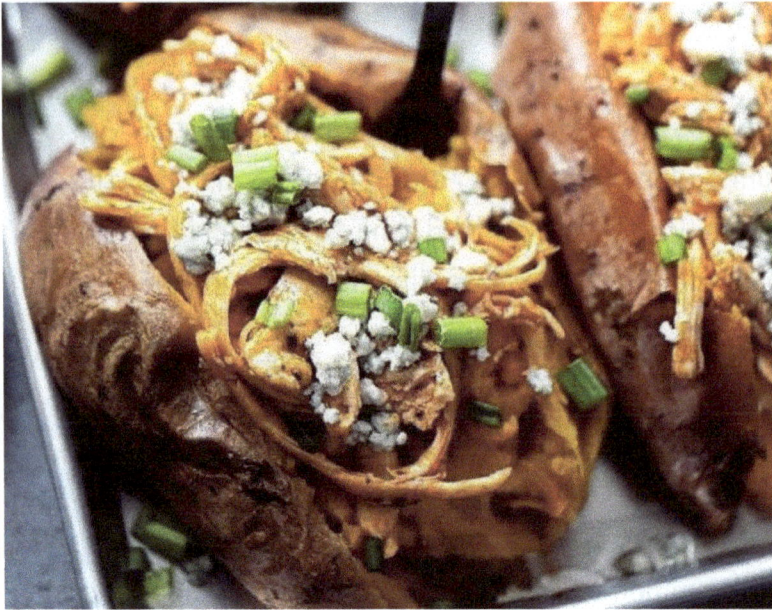

Hráefni

- 1 matskeið ólífuolía

- 2 bollar niðurskornar ferskar grænar baunir

- 1 ½ bolli fjórðungur cremini sveppir

- 1 skalottlaukur, saxaður

- 1 hvítlauksgeiri, saxaður

- 2 matskeiðar saxað fersk steinseljulauf

- Kosher salt og nýmalaður svartur pipar, eftir smekk

- 4 ristaðar sætar kartöflur (hér)

- 2 bollar hunangssinnepskjúklingur (hér)

Leiðbeiningar

a) Hitið ólífuolíuna á stórri pönnu yfir meðalhita. Bætið grænu baununum, sveppunum og skalottlaukanum út í og eldið, hrærið oft, þar til grænu baunirnar eru stökkar, 5 til 6 mínútur. Hrærið hvítlauknum og steinseljunni saman við og eldið þar til það er ilmandi, um 1 mínútu. Kryddið með salti og pipar eftir smekk.

b) Haldið kartöflunum langsum og kryddið með salti og pipar. Toppið með grænu baunablöndunni og kjúklingnum.

c) Skiptið sætu kartöflunum í matarílát. Geymið í kæli í allt að 3 daga. Hitið aftur í örbylgjuofni með 30 sekúndna millibili þar til það er hitað í gegn.

71.Svartar baunir og Pico de Gallo fylltar kartöflur

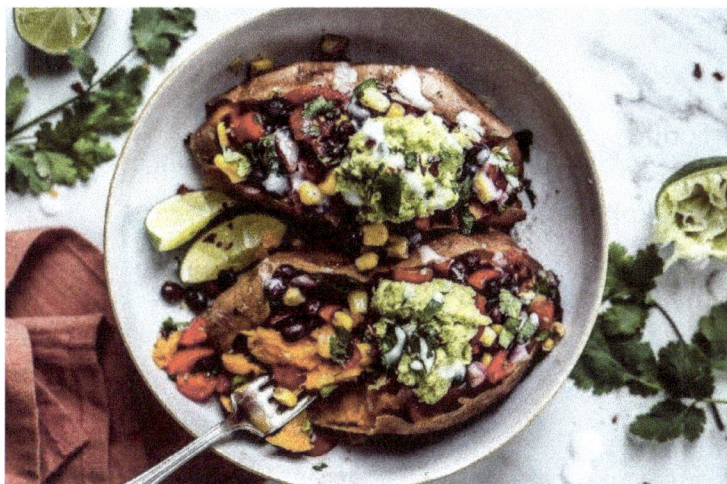

Hráefni

Svartar baunir

- 1 matskeið ólífuolía

- ½ sætur laukur, skorinn í bita

- 1 hvítlauksgeiri, saxaður

- 1 tsk chili duft

- ½ tsk malað kúmen

- 1 (15,5 únsur) dós svartar baunir, skolaðar og tæmdar

- 1 tsk eplaedik

- Kosher salt og nýmalaður svartur pipar, eftir smekk

Pico de gallo

- 2 plómutómatar, skornir í teninga

- ½ sætur laukur, skorinn í bita

- 1 jalapeño, fræhreinsaður og saxaður

- 3 matskeiðar söxuð fersk kóríanderlauf

- 1 matskeið nýkreistur lime safi

- Kosher salt og nýmalaður svartur pipar, eftir smekk

- 4 ristaðar sætar kartöflur (hér)

- 1 avókadó, helmingað, skorið í gryfju, afhýtt og skorið í teninga

- $\frac{1}{4}$ bolli léttur sýrður rjómi

Leiðbeiningar

a) FYRIR BAUNirnar: Hitið ólífuolíuna í meðalstórum potti við meðalhita. Bætið lauknum út í og eldið, hrærið oft, þar til hann er hálfgagnsær, 2 til 3 mínútur. Hrærið hvítlauknum, chiliduftinu og kúmeninu saman við og eldið þar til það er ilmandi, um 1 mínútu.

b) Hrærið baununum og ⅔ bolla af vatni saman við. Látið suðuna koma upp, lækkið hitann og eldið þar til það minnkar, 10 til 15 mínútur. Notaðu kartöflustöppu til að mauka baunirnar þar til slétt og æskilegt þykkt er náð. Hrærið ediki út í og kryddið með salti og pipar eftir smekk.

c) FYRIR PICO DE GALLO: Blandaðu saman tómötum, lauk, jalapeño, kóríander og límónusafa í meðalstórri skál. Kryddið með salti og pipar eftir smekk.

d) Haldið kartöflunum langsum og kryddið með salti og pipar. Toppið með svörtu baunablöndunni og pico de gallo.

e) Skiptið sætu kartöflunum í matarílát. Geymið í kæli í allt að 3 daga. Hitið aftur í örbylgjuofni með 30 sekúndna millibili þar til það er hitað í gegn.

72.Kúrbítsnúðlur með kalkúnakjötbollum

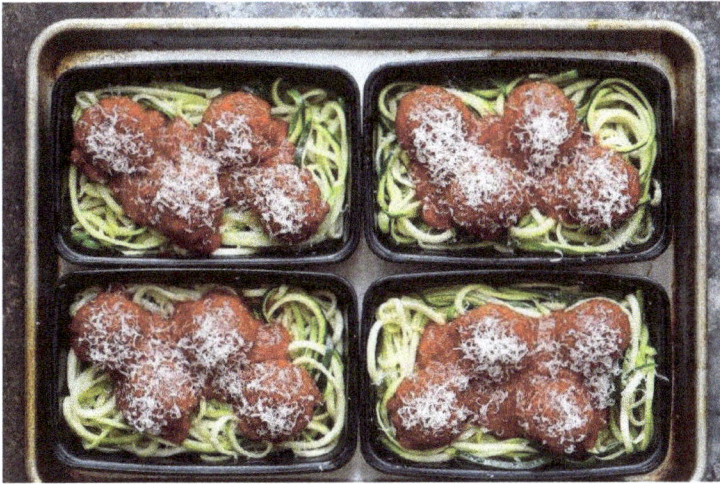

Hráefni

- 1 pund malaður kalkúnn

- ⅓ bolli panko

- 3 matskeiðar nýrifinn parmesan

- 2 stórar eggjarauður

- ¾ teskeið þurrkað oregano

- ¾ teskeið þurrkuð basil

- ½ tsk þurrkuð steinselja

- ¼ tsk hvítlauksduft

- ¼ tsk muldar rauðar piparflögur

- Kosher salt og nýmalaður svartur pipar, eftir smekk

- 2 pund (3 miðlungs) kúrbít, spíralsett

- 2 tsk kosher salt

- 2 bollar marinara sósa (heimagerð eða keypt)

- ¼ bolli nýrifinn parmesanostur

Leiðbeiningar

a) Forhitið ofninn í 400 gráður F. Olíu létt 9x13 tommu ofnform eða kápu með nonstick úða.

b) Í stórri skál skaltu sameina malaðan kalkún, panko, parmesan, eggjarauður, oregano, basil, steinselju, hvítlauksduft og rauð piparflögur; kryddið með salti og pipar. Notaðu tréskeið eða hreinar hendur, blandaðu þar til það hefur blandast vel saman. Rúllaðu blöndunni í 16 til 20 kjötbollur, hver um sig 1 til 1 $\frac{1}{2}$ tommur í þvermál.

c) Setjið kjötbollurnar í tilbúna bökunarréttinn og bakið í 15 til 18 mínútur, þar til þær eru brúnaðar um allt og eldaðar í gegn; setja til hliðar.

d) Setjið kúrbítinn í sigti yfir vaskinn. Bætið salti og blandið varlega til að sameina; auðvelt að sitja í 10 mínútur. Í stórum potti af sjóðandi vatni, eldið kúrbítinn í 30 sekúndur til 1 mínútu; tæmdu vel.

e) Skiptið kúrbítnum í máltíðarílát. Toppið með kjötbollum, marinara sósu og parmesan. Geymist þakið í kæli í 3 til 4 daga. Hitið aftur í örbylgjuofni, afhjúpað, með 30 sekúndna millibili þar til það er hitað í gegn.

73. Auðveldar kjötbollur

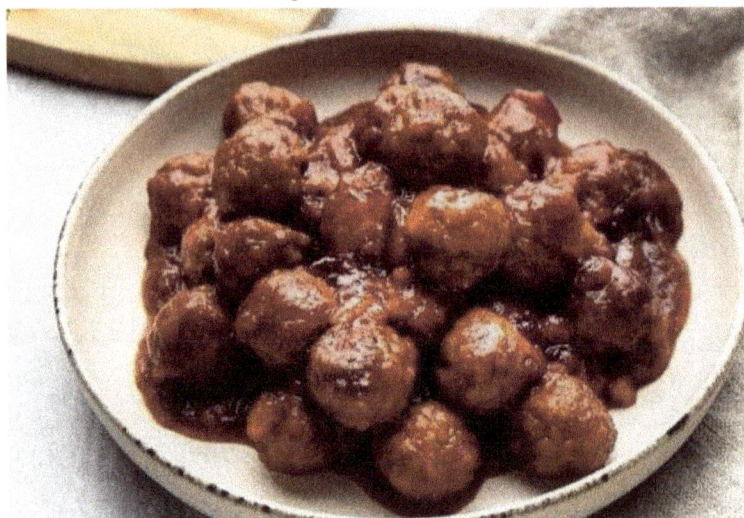

Gefur um 18 kjötbollur

Hráefni

- 20 únsur. (600g) extra magrar kalkúnabringur

- $\frac{1}{2}$ bolli (40g) haframjöl

- 1 egg

- 2 bollar (80 g) spínat, saxað (valfrjálst)

- 1 tsk hvítlauksduft

- $\frac{3}{4}$ teskeið salt

- $\frac{1}{2}$ tsk pipar

Leiðbeiningar

a) Forhitið ofninn í 350F (180C).

b) Blandið öllu hráefninu saman í skál.

c) Rúllaðu kjötinu í kjötbollur á stærð við golfkúlur og færðu í úðað 9x13" (30x20cm) eldfast mót.

d) Bakið í 15 mínútur .

74.3-Hráefnissúpa

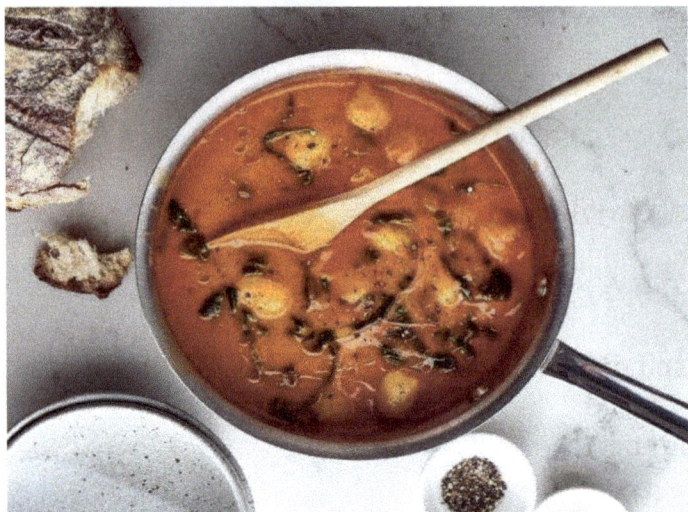

Gefur 8 skammta

Hráefni

- 2 15 únsur. (425g hver) dósir af baunum (ég nota eina dós af svörtum baunum og eina dós af hvítum baunum), tæmd/skolað

- 1 15 únsur. (425g) dós niðurskornir tómatar

- 1 bolli (235 ml) kjúklinga-/grænmetissoð salt og pipar eftir smekk

Leiðbeiningar

a) Blandið öllu hráefninu saman í pott við meðalháan hita. Látið suðuna koma upp.

b) Þegar það hefur suðuð, lokið á og látið sjóða í 25 mínútur.

c) Notaðu hrærivélina þína (eða flyttu í venjulegan blandara/örgjörva í lotum) til að mauka súpuna þannig að þú sért í samræmi.

d) Berið fram heitt með grískri jógúrt sem staðgengill fyrir sýrðan rjóma, fituskertum cheddarosti og grænum lauk!

e) Endist í allt að 5 daga í kæli.

75. Slow Cooker Salsa Tyrkland

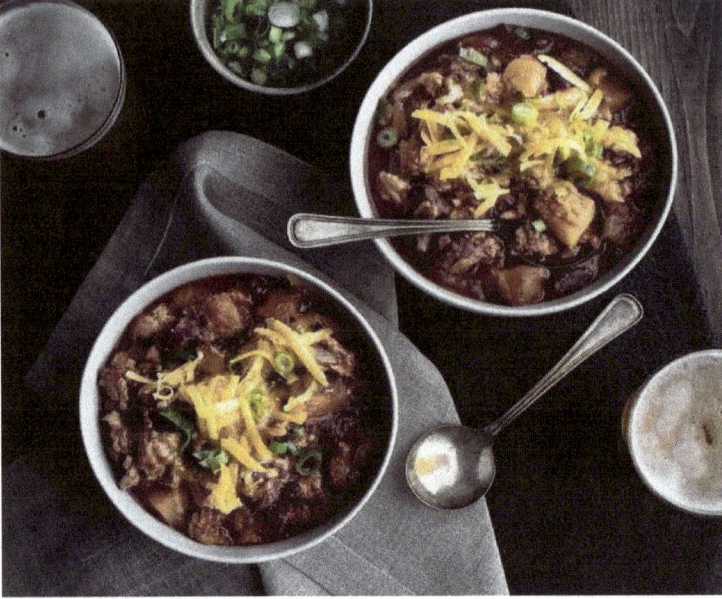

Gefur 6 skammta

Hráefni

- 20 únsur. (600g) extra magrar kalkúnabringur

- 1 15,5 únsur. krukku (440g) af salsa

- salt og pipar eftir smekk (valfrjálst)

Leiðbeiningar

a) Bættu kalkúninum þínum og salsa við hæga eldavélina þína.

b) Snúðu hita í lágan. Látið malla í 6-8 klukkustundir, hægt og lágt. Hrærið einu sinni eða tvisvar á meðan á eldunartímanum stendur. (Eldið við háan hita í 4 tíma ef þú ert í tímaþröng).

c) Berið fram með köldu salsa til viðbótar, grískri jógúrt í staðinn fyrir sýrðan rjóma, osti eða grænum lauk!

d) Endist í 5 daga í kæli, eða 3-4 mánuði í frysti.

76.Burrito-Bowl-In-A-Jar

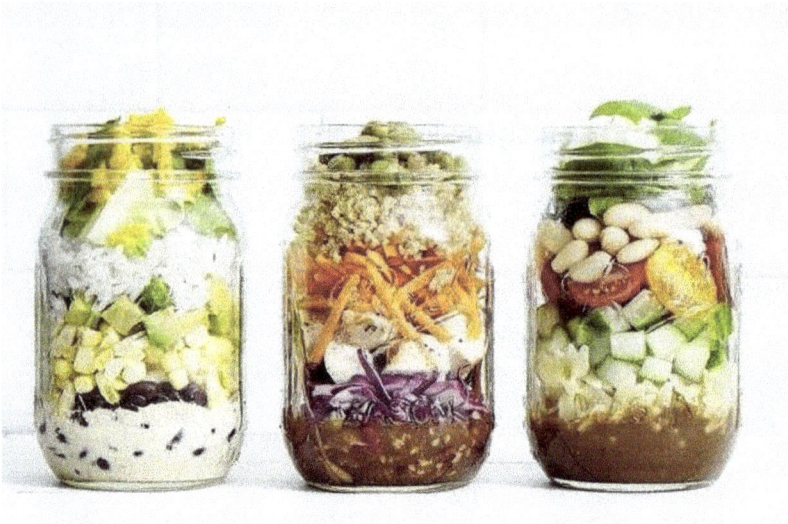

Afrakstur 1 ár

Hráefni

- 2 matskeiðar af salsa

- ¼ bolli (40g) baunir/baunasalsa ⅓ bolli (60g) soðin hrísgrjón/quinoa

- 3 únsur. (85g) soðinn extra magur malaður kalkúnn, kjúklingur eða prótein að eigin vali

- 2 matskeiðar fituskert cheddar ostur

- 1 ½ bolli (60g) salat/grænmeti

- 1 msk grísk jógúrt ("sýrður rjómi")

- ¼ avókadó

Leiðbeiningar

a) Settu allt hráefnið þitt í krukkuna.

b) Frábært til að borða síðar.

c) Þegar þú ert tilbúinn til að borða skaltu hella krukkunni á disk eða skál til að blanda saman og éta!

d) Endist í 4-5 daga í kæli.

KALDUR HÁDEGI

77.Carnitas máltíðarskálar

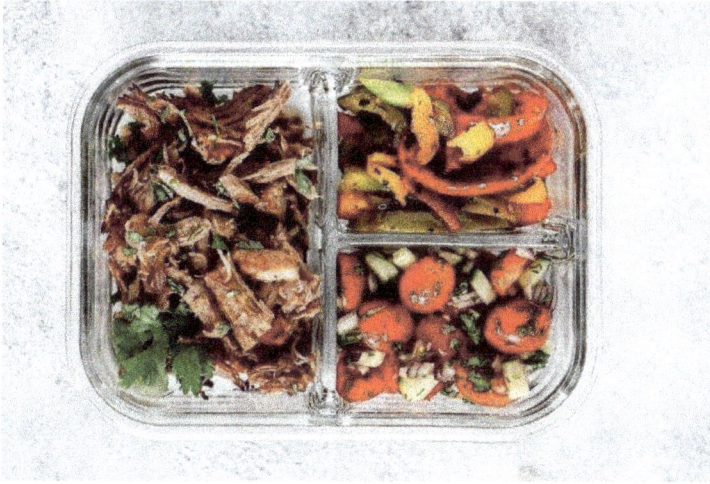

Hráefni

- 2 $\frac{1}{2}$ tsk chiliduft

- 1 $\frac{1}{2}$ tsk malað kúmen

- 1 $\frac{1}{2}$ tsk þurrkað oregano

- 1 tsk kosher salt, eða meira eftir smekk

- $\frac{1}{2}$ tsk malaður svartur pipar, eða meira eftir smekk

- 1 (3 pund) svínahryggur, umframfita snyrt

- 4 hvítlauksrif, afhýdd

- 1 laukur, skorinn í báta

- Safi úr 2 appelsínum

- Safi úr 2 lime

- 8 bollar rifið grænkál

- 4 plómutómatar, saxaðir

- 2 (15 aura) dósir svartar baunir, tæmdar og skolaðar

- 4 bollar maískjarnar (frystir, niðursoðnir eða ristaðir)

- 2 avókadó, skorin í tvennt, skorin í sundur, afhýdd og skorin í teninga

- 2 límónur, skornar í báta

Leiðbeiningar

a) Blandaðu saman chiliduftinu, kúmeninu, oregano, salti og pipar í lítilli skál. Kryddið svínakjötið með kryddblöndunni, nuddið vel inn á allar hliðar.

b) Setjið svínakjötið, hvítlaukinn, laukinn, appelsínusafann og limesafann í hægan eldavél. Lokið og eldið á lágu í 8 klukkustundir, eða á háu í 4 til 5 klukkustundir.

c) Takið svínakjötið úr eldavélinni og rífið kjötið í sundur. Setjið það aftur í pottinn og blandið saman við safann; kryddið með salti og pipar ef þarf. Lokið og haldið heitu í 30 mínútur til viðbótar.

d) Settu svínakjötið, grænkálið, tómatana, svörtu baunirnar og maís í ílát til undirbúnings máltíðar. Geymist þakið í kæli í 3 til 4 daga. Berið fram með avókadó og limebátum.

78.Chicago pylsu salat

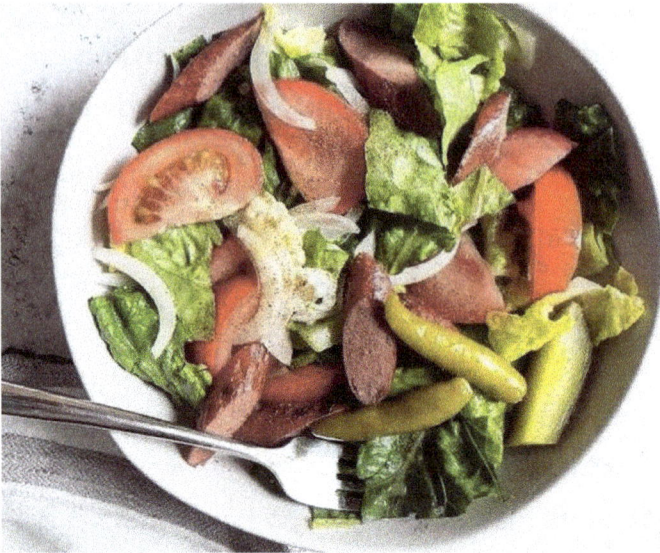

Hráefni

- 2 matskeiðar extra virgin ólífuolía

- 1 ½ matskeið gult sinnep

- 1 matskeið rauðvínsedik

- 2 tsk valmúafræ

- ½ tsk sellerísalt

- Klípa af sykri

- Kosher salt og nýmalaður svartur pipar, eftir smekk

- 1 bolli kínóa

- 4 fitusnauðar kalkúnapylsur

- 3 bollar rifið grænkál

- 1 bolli helmingaðir kirsuberjatómatar

- ⅓ bolli sneiddur hvítlaukur

- ¼ bolli sport papriku

- 8 dillsúrurspjót

Leiðbeiningar

a) TIL AÐ BÚA TIL VINAIGRETTU: Þeytið saman ólífuolíu, sinnep, ediki, valmúafræ, sellerísalt og sykur í meðalstórri skál. Kryddið með salti og pipar eftir smekk. Lokið og kælið í 3 til 4 daga.

b) Eldið kínóa samkvæmt pakkaleiðbeiningum í stórum potti með 2 bollum af vatni; setja til hliðar.

c) Hitið grill í meðalhátt. Bætið pylsunum á grillið og eldið þar til þær eru gullinbrúnar og létt kolnar á öllum hliðum, 4 til 5 mínútur. Látið kólna og skerið í hæfilega bita.

d) Skiptu kínóa, pylsum, tómötum, lauk og papriku í máltíðarílát. Geymist í kæli í 3 til 4 daga.

e) Til að bera fram, hellið dressingunni ofan á salatið og blandið varlega saman til að blanda saman. Berið fram strax, skreytt með súrum gúrkum spjótum, ef vill.

79.Fiski taco skálar

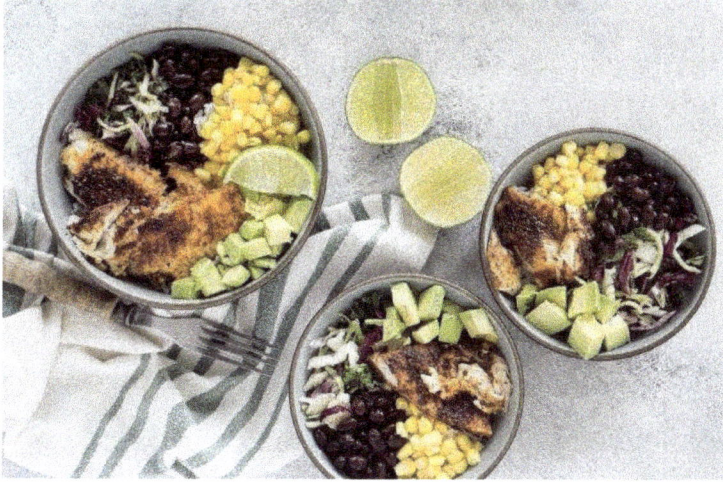

Hráefni

Cilantro lime dressing

- 1 bolli lauslega pakkað kóríander, stilkar fjarlægðir

- ½ bolli grísk jógúrt

- 2 hvítlauksrif,

- Safi úr 1 lime

- Klípa af kosher salti

- ¼ bolli extra virgin ólífuolía

- 2 matskeiðar eplaedik

Tilapia

- 3 matskeiðar ósaltað smjör, brætt

- 3 hvítlauksrif, söxuð

- Rifinn börkur af 1 lime

- 2 matskeiðar nýkreistur lime safi, eða meira eftir smekk

- 4 (4 aura) tilapia flök

- Kosher salt og nýmalaður svartur pipar, eftir smekk

- ⅔ bolli kínóa

- 2 bollar rifið grænkál

- 1 bolli rifið rauðkál

- 1 bolli maískjarnar (niðursoðnir eða ristaðir)

- 2 plómutómatar, skornir í teninga

- $\frac{1}{4}$ bolli muldar tortilla flögur

- 2 matskeiðar söxuð fersk kóríanderlauf

Leiðbeiningar

a) FYRIR DRESSINGINN: Blandið saman kóríander, jógúrt, hvítlauk, limesafa og salti í skál matvinnsluvélar. Með mótorinn í gangi, bætið við ólífuolíu og ediki í hægum straumi þar til fleyti. Lokið og kælið í 3 til 4 daga.

b) FYRIR TILAPIA: Hitið ofninn í 425 gráður F. Smyrjið létt 9x13 tommu ofnform eða hjúpið með nonstick úða.

c) Í lítilli skál, þeytið saman smjör, hvítlauk, lime börk og lime safa. Kryddið tilapíuna með salti og pipar og setjið í tilbúið eldfast mót. Dreifið smjörblöndunni yfir.

d) Bakið þar til fiskurinn flagnar auðveldlega með gaffli, 10 til 12 mínútur.

e) Eldið kínóa samkvæmt pakkaleiðbeiningum í stórum potti með 2 bollum af vatni. Svolítið flott.

f) Skiptið quinoa í matarílát. Toppið með tilapia, grænkáli, káli, maís, tómötum og tortilla flögum.

g) Til að bera fram, dreypið kóríander lime dressingu yfir, skreytt með kóríander, ef vill.

80.Uppskeru cobb salat

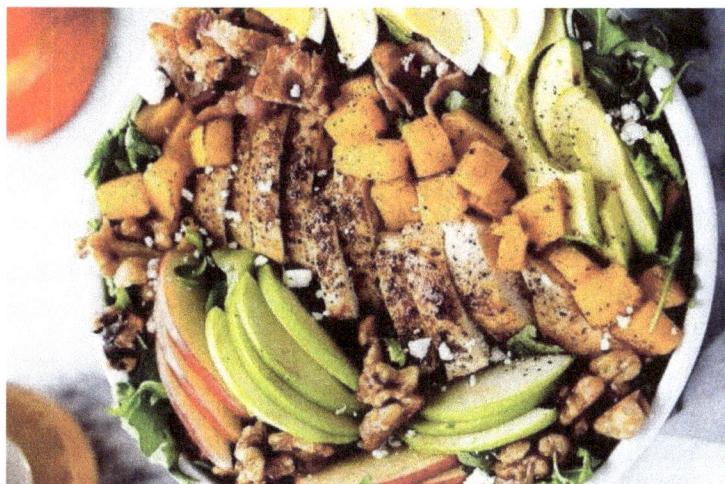

Hráefni

Poppy fræ dressing

- ¼ bolli 2% mjólk

- 3 matskeiðar ólífuolíumajónesi

- 2 matskeiðar grísk jógúrt

- 1 ½ msk sykur, eða meira eftir smekk

- 1 matskeið eplaedik

- 1 matskeið valmúafræ

- 2 matskeiðar ólífuolía

Salat

- 16 aura 'butternut squash, skorið í 1 tommu bita

- 16 aura rósakál, helmingaður

- 2 greinar ferskt timjan

- 5 fersk salvíublöð

- Kosher salt og nýmalaður svartur pipar, eftir smekk

- 4 meðalstór egg

- 4 beikonsneiðar, skornar í teninga

- 8 bollar rifið grænkál

- 1 ⅓ bollar soðin villi hrísgrjón

Leiðbeiningar

a) FYRIR DRESSINGIN: Þeytið saman mjólk, majónes, jógúrt, sykur, edik og valmúafræ í lítilli skál. Lokið og kælið í allt að 3 daga.

b) Forhitið ofninn í 400 gráður F. Smyrjið létt bökunarplötu eða hjúpið með nonstick úða.

c) Setjið rósakálið og rósakálið á tilbúna bökunarplötu. Bætið ólífuolíu, timjani og salvíu saman við og blandið varlega saman til að blanda saman; kryddið með salti og pipar. Raðið í jafnt lag og bakið, snúið einu sinni, í 25 til 30 mínútur, þar til mjúkt; setja til hliðar.

d) Á meðan skaltu setja eggin í stóran pott og hylja með köldu vatni um 1 tommu. Látið suðuna koma upp og eldið í 1 mínútu. Lokið pottinum með þéttu loki og takið af hitanum; látið sitja í 8 til 10 mínútur. Tæmið vel og látið kólna áður en það er skrælt og skorið í sneiðar.

e) Hitið stóra pönnu yfir meðalháum hita. Bætið beikoninu út í og eldið þar til það er brúnt og stökkt, 6 til 8 mínútur; tæma umfram fitu. Flyttu yfir á pappírsklædda disk; setja til hliðar.

f) Til að setja saman salötin skaltu setja grænkálið í máltíðarílát; raða raðir af leiðsögn, rósakáli, beikoni, eggi og villihrísgrjónum ofan á. Geymist þakið í kæli í 3 til 4 daga. Berið fram með valmúafrædressingunni.

81.Buffalo blómkáls cobb salat

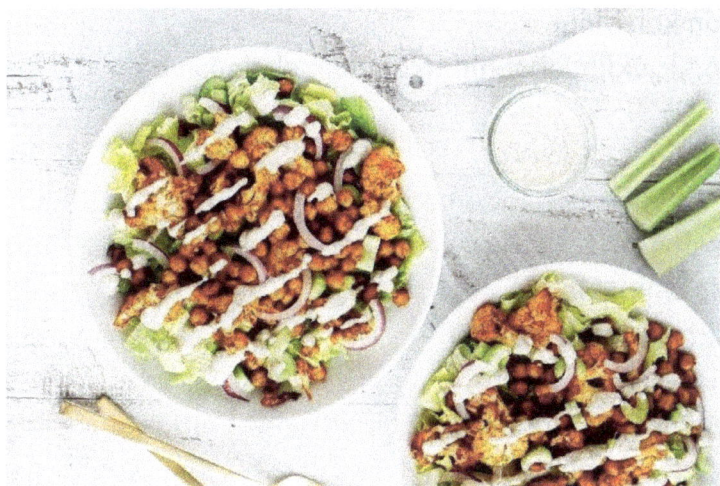

Hráefni

- 3-4 bollar blómkálsblóm
- 1 15 únsur. dós kjúklingabaunir, tæmdar, skolaðar og þurrkaðar
- 2 tsk avókadóolía
- $\frac{1}{2}$ tsk pipar
- $\frac{1}{2}$ tsk sjávarsalt
- $\frac{1}{2}$ bolli buffalo wing sósa
- 4 bollar ferskt romaine, saxað
- $\frac{1}{2}$ bolli sellerí, saxað
- $\frac{1}{4}$ bolli rauðlaukur, sneiddur
- Rjómalöguð Vegan Ranch dressing:
- $\frac{1}{2}$ bolli hráar kasjúhnetur, lagðar í bleyti í 3-4 klukkustundir eða yfir nótt
- $\frac{1}{2}$ bolli ferskt vatn
- 2 tsk þurrkað dill
- 1 tsk hvítlauksduft
- 1 tsk laukduft
- $\frac{1}{2}$ tsk sjávarsalt
- klípa af svörtum pipar

Leiðbeiningar

a) Sett yfir tvö 450°F.

b) Bætið blómkáli, kjúklingabaunum, olíu, pipar og salti í stóra skál og blandið saman.

c) Hellið blöndunni á bökunarplötu eða stein. Steikið í 20 mínútur. Takið bökunarplötuna úr ofninum, hellið buffalo sósu yfir blönduna og blandið til að hjúpa. Steikið í 10-15 mínútur í viðbót eða þar til kjúklingabaunir eru stökkar og blómkál er steikt að vild. Fjarlægðu að ofan.

d) Bætið bleytum og tæmdum kasjúhnetum í kraftmikinn blandara eða matvinnsluvél með 1/2 bolli af vatni, dilli, hvítlauksdufti, laukdufti, salti og pipar. Blandið þar til slétt.

e) Gríptu tvær salatskálar og bættu 2 bollum af saxuðu romaine, 1/4 bolla af sellerí og 1/8 bolla af lauk í hverja skál. Toppið með ristuðu buffalo blómkáli og kjúklingabaunum. Dreypið á dressingu og njótið!

82.Mason krukku rófa og rósakálar

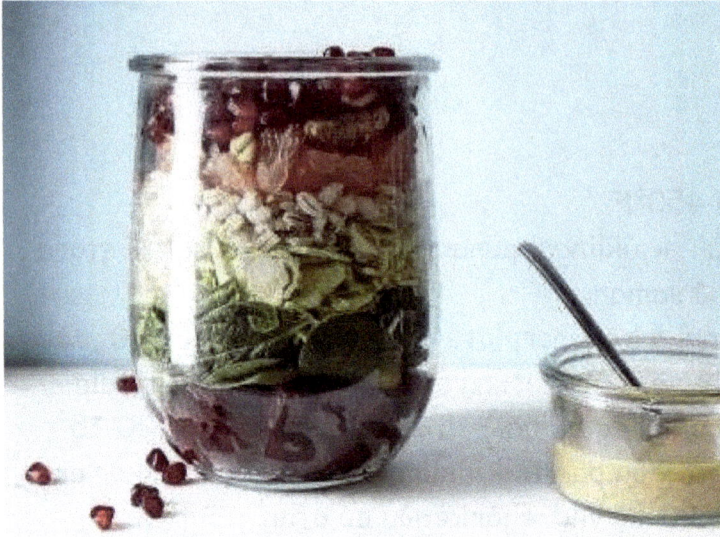

Hráefni

- 3 miðlungs rófur (um 1 pund)

- 1 matskeið ólífuolía

- Kosher salt og nýmalaður svartur pipar, eftir smekk

- 1 bolli farro

- 4 bollar barnaspínat eða grænkál

- 2 bollar rósakál (um 8 aura), þunnt sneið

- 3 klementínur, skrældar og sneiddar

- ½ bolli pekanhnetur, ristaðar

- ½ bolli granatepli fræ

Hunang-Dijon rauðvínsvínaigrette

- ¼ bolli extra virgin ólífuolía

- 2 matskeiðar rauðvínsedik

- ½ skalottlaukur, saxaður

- 1 matskeið hunang

- 2 tsk heilkorns sinnep

- Kosher salt og nýmalaður svartur pipar, eftir smekk

Leiðbeiningar

a) Forhitið ofninn í 400 gráður F. Klæðið ofnplötu með filmu.

b) Setjið rauðrófurnar á álpappírinn, dreypið ólífuolíu yfir og kryddið með salti og pipar. Brjóttu upp allar 4 hliðar álpappírsins til að búa til poka. Bakið þar til gaffalinn er mjúkur, 35 til 45 mínútur; örlítið kaldur, um 30 mínútur.

c) Notaðu hreint pappírshandklæði til að nudda rófurnar til að fjarlægja skinnið; skera í hæfilega stóra bita.

d) Eldið farro samkvæmt leiðbeiningum á umbúðum og látið síðan kólna.

e) Skiptið rófunum í 4 (32 aura) glerkrukkur með breiðum munni með loki. Toppið með spínati eða grænkáli, farro, rósakáli, klementínum, pekanhnetum og granateplafræjum. Geymist þakið í kæli í 3 eða 4 daga.

f) FYRIR VINAIGRETTU: Þeytið saman ólífuolíu, edik, skalottlaukur, hunang, sinnep og 1 matskeið af vatni; kryddið með salti og pipar eftir smekk. Lokið og kælið í allt að 3 daga.

g) Til að bera fram, bætið vinaigrettunni í hverja krukku og hristið. Berið fram strax.

83.Mason jar spergilkál salat

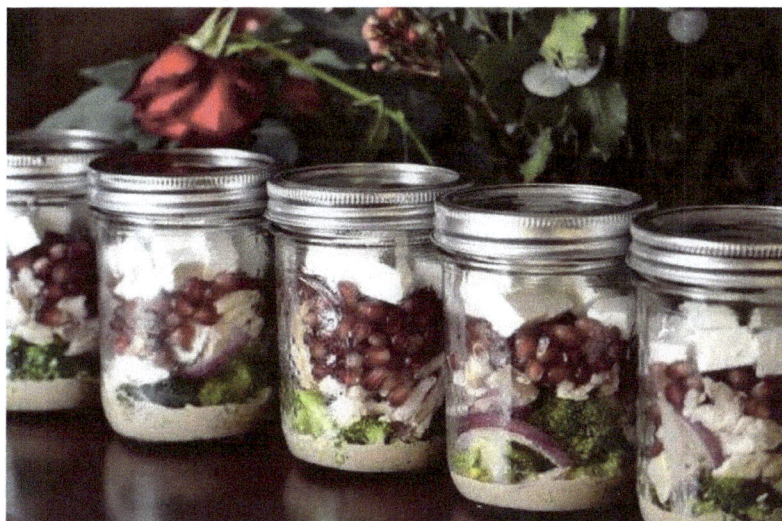

Hráefni

- 3 matskeiðar 2% mjólk

- 2 matskeiðar ólífuolíumajónesi

- 2 matskeiðar grísk jógúrt

- 1 msk sykur, eða meira eftir smekk

- 2 tsk eplaedik

- $\frac{1}{2}$ bolli kasjúhnetur

- $\frac{1}{4}$ bolli þurrkuð trönuber

- $\frac{1}{2}$ bolli niðurskorinn rauðlaukur

- 2 aura cheddar ostur, skorinn í teninga

- 5 bollar gróft saxaðir spergilkál

Leiðbeiningar

a) FYRIR DRESSINGIN: Þeytið saman mjólk, majónes, jógúrt, sykur og edik í lítilli skál.

b) Skiptu dressingunni í 4 (16 aura) glerkrukkur með breiðum munni með loki. Toppið með kasjúhnetum, trönuberjum, lauk, osti og spergilkáli. Geymið í kæli í allt að 3 daga.

c) Til að bera fram skaltu hrista innihald krukku og bera fram strax.

84.Mason jar kjúklingasalat

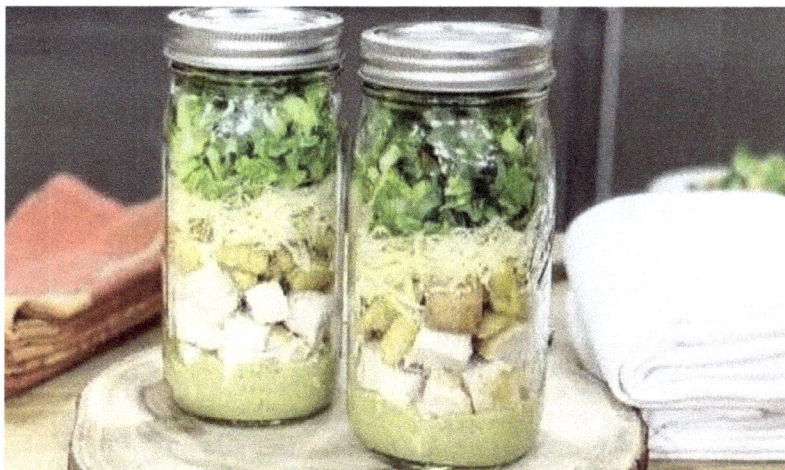

Hráefni

- 2 ½ bollar afgangur af rifnum grillkjúklingi

- ½ bolli grísk jógúrt

- 2 matskeiðar ólífuolíumajónesi

- ¼ bolli niðurskorinn rauðlaukur

- 1 sellerístilkur, skorinn í teninga

- 1 matskeið nýkreistur sítrónusafi, eða meira eftir smekk

- 1 tsk hakkað ferskt estragon

- ½ tsk Dijon sinnep

- ½ tsk hvítlauksduft

- Kosher salt og nýmalaður svartur pipar, eftir smekk

- 4 bollar rifið grænkál

- 2 Granny Smith epli, kjarnhreinsuð og saxuð

- ½ bolli kasjúhnetur

- ½ bolli þurrkuð trönuber

Leiðbeiningar

a) Blandaðu saman kjúklingi, jógúrt, majónesi, rauðlauk, sellerí, sítrónusafa, estragon, sinnepi og hvítlauksdufti í stórri skál; kryddið með salti og pipar eftir smekk.

b) Skiptu kjúklingablöndunni í 4 (24 únsu) glerkrukkur með breiðum munni með loki. Toppið með grænkáli, eplum, kasjúhnetum og trönuberjum. Geymið í kæli í allt að 3 daga.

c) Til að bera fram skaltu hrista innihald krukku og bera fram strax.

85.Mason krukka kínverskt kjúklingasalat

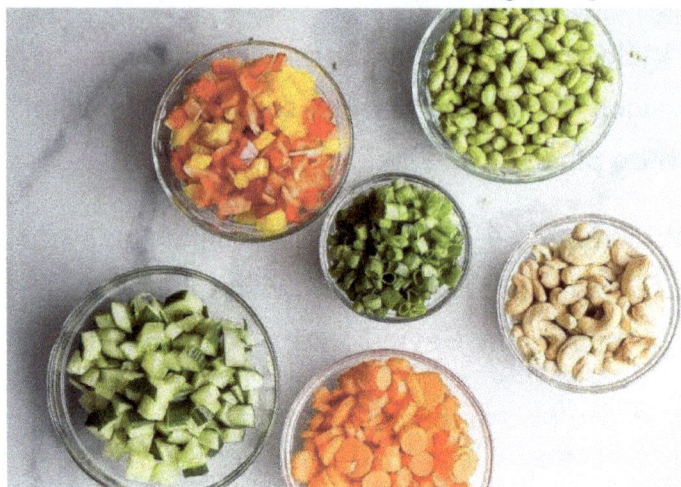

Hráefni

- $\frac{1}{2}$ bolli hrísgrjónavínsedik

- 2 hvítlauksrif, pressuð

- 1 matskeið sesamolía

- 1 msk nýrifinn engifer

- 2 tsk sykur, eða meira eftir smekk

- $\frac{1}{2}$ tsk sojasósa með minni natríum

- 2 grænir laukar, þunnar sneiðar

- 1 tsk sesamfræ

- 2 gulrætur, skrældar og rifnar

- 2 bollar ensk agúrka í teningum

- 2 bollar rifið fjólublátt hvítkál

- 12 bollar saxað grænkál

- 1 $\frac{1}{2}$ bolli afgangur af hægelduðum kjúklingi

- 1 bolli wonton ræmur

Leiðbeiningar

a) FYRIR VINAIGRETTU: Þeytið saman edik, hvítlauk, sesamolíu, engifer, sykur og sojasósu í lítilli skál. Skiptu dressingunni í 4 (32 aura) glerkrukkur með breiðum munni með loki.

b) Toppið með grænum lauk, sesamfræjum, gulrótum, agúrku, káli, grænkáli og kjúklingi. Geymið í kæli í allt að 3 daga. Geymið wonton ræmurnar sérstaklega.

c) Til að bera fram skaltu hrista innihald krukku og bæta við wonton ræmunum. Berið fram strax.

86. Mason jar niçoise salat

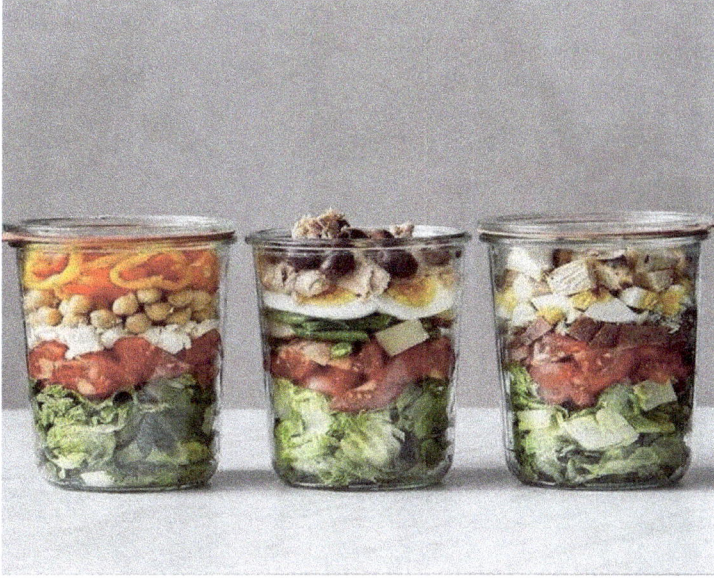

Hráefni

- 2 meðalstór egg

- 2 ½ bollar hálfar grænar baunir

- 3 (7 aura) dósir albacore túnfiskur pakkað í vatn, tæmd og skolaður

- ¼ bolli extra virgin ólífuolía

- 2 matskeiðar rauðvínsedik

- 2 matskeiðar niðurskorinn rauðlaukur

- 2 matskeiðar saxað fersk steinseljulauf

- 1 matskeið saxuð fersk estragon lauf

- 1 ½ tsk Dijon sinnep

- Kosher salt og nýmalaður svartur pipar, eftir smekk

- 1 bolli helmingaðir kirsuberjatómatar

- 4 bollar þyrnissmjörsalat

- 3 bollar rucola lauf

- 12 Kalamata ólífur

- 1 sítróna, skorin í báta (má sleppa)

Leiðbeiningar

a) Setjið eggin í stóran pott og hyljið með köldu vatni um 1 tommu. Látið suðuna koma upp og eldið í 1 mínútu. Lokið pottinum með þéttu loki og takið af hitanum; látið sitja í 8 til 10 mínútur.

b) Á meðan, í stórum potti af sjóðandi söltu vatni, blanchið grænu baunirnar þar til þær eru ljósgrænar á litinn, um það bil 2 mínútur. Tæmið og kælið í skál með ísvatni. Tæmið vel. Tæmið eggin og látið kólna áður en eggin eru flysjuð og skorin í tvennt eftir endilöngu.

c) Blandaðu saman túnfiski, ólífuolíu, ediki, lauk, steinselju, estragon og Dijon í stóra skál þar til það er bara sameinað; kryddið með salti og pipar eftir smekk.

d) Skiptu túnfiskblöndunni í 4 (32 aura) glerkrukkur með breiðum munni með loki. Toppið með grænum baunum, eggjum, tómötum, smjörsalati, rucola og ólífum. Geymið í kæli í allt að 3 daga.

e) Til að bera fram skaltu hrista innihald krukku. Berið fram strax, með sítrónubátum ef vill.

87.Kryddaðar túnfiskskálar

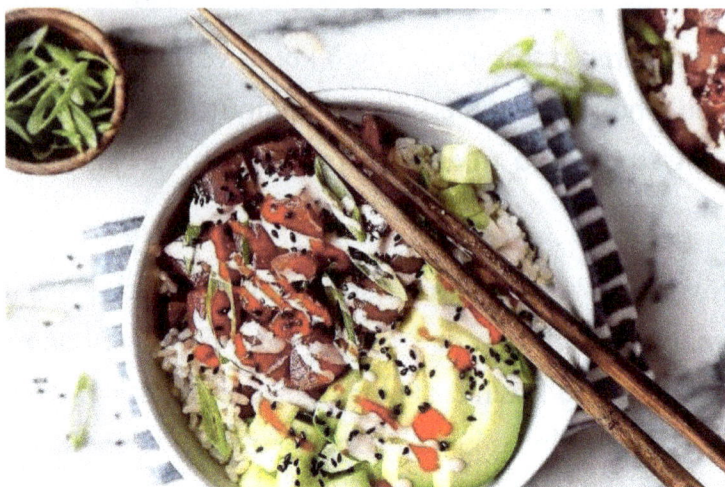

Hráefni

- 1 bolli langkorna hýðishrísgrjón
- 3 matskeiðar ólífuolíumajónesi
- 3 matskeiðar grísk jógúrt
- 1 msk sriracha sósa, eða meira eftir smekk
- 1 matskeið lime safi
- 2 tsk sojasósa með minni natríum
- 2 (5 aura) dósir albacore túnfiskur, tæmd og skolaður
- Kosher salt og nýmalaður svartur pipar, eftir smekk
- 2 bollar rifið grænkál
- 1 msk ristað sesamfræ
- 2 tsk ristað sesamolía
- 1 ½ bolli ensk agúrka í teningum
- ½ bolli súrsuðu engifer
- 3 grænir laukar, þunnar sneiðar
- ½ bolli rifið ristað nori

Leiðbeiningar

a) Eldið hrísgrjónin samkvæmt pakkningaleiðbeiningum í 2 bollum af vatni í meðalstórum potti; setja til hliðar.

b) Í lítilli skál, þeytið saman majónesi, jógúrt, sriracha, lime safa og sojasósu. Setjið 2 matskeiðar af majónesiblöndunni í aðra skál, setjið lokið yfir og kælið. Hrærið túnfisknum í majóblönduna sem eftir er og blandið varlega saman til að blanda saman; kryddið með salti og pipar eftir smekk.

c) Í meðalstórri skál skaltu sameina grænkálið, sesamfræin og sesamolíuna; kryddið með salti og pipar eftir smekk.

d) Skiptið hrísgrjónunum í máltíðarílát. Toppið með túnfiskblöndu, grænkálsblöndu, gúrku, engifer, grænum lauk og nori. Geymið í kæli í allt að 3 daga.

e) Til að bera fram, dreypið majónesiblöndunni yfir.

88.Steik cobb salat

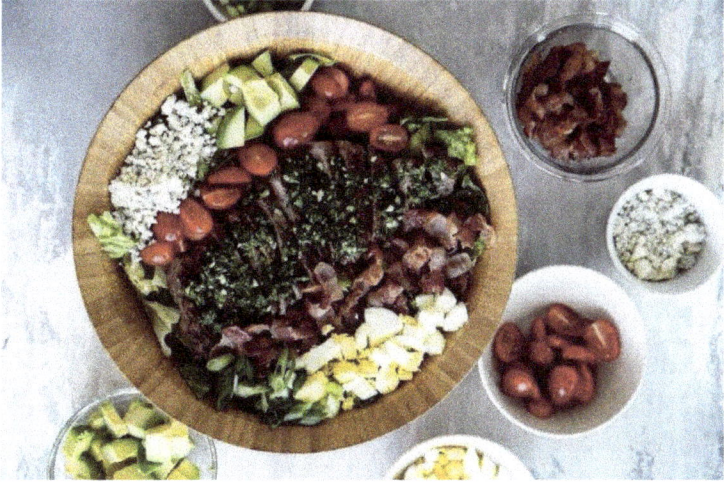

Balsamic vínaigrette

- 3 matskeiðar extra virgin ólífuolía

- 4 ½ tsk balsamik edik

- 1 hvítlauksgeiri, pressaður

- 1 ½ tsk þurrkaðar steinseljuflögur

- ¼ tsk þurrkuð basil

- ¼ tsk þurrkað oregano

Salat

- 4 meðalstór egg

- 1 matskeið ósaltað smjör

- 12 aura steik

- 2 tsk ólífuolía

- Kosher salt og nýmalaður svartur pipar, eftir smekk

- 8 bollar barnaspínat

- 2 bollar kirsuberjatómatar, helmingaðir

- ½ bolli pecan helminga

- ½ bolli mulinn fituskertur fetaostur

232

Leiðbeiningar

a) FYRIR BALSAMIC VINAIGRETTU: Þeytið saman ólífuolíu, balsamik edik, sykur, hvítlauk, steinselju, basil, oregano og sinnep (ef það er notað) í meðalstórri skál. Lokið og kælið í allt að 3 daga.

b) Setjið eggin í stóran pott og hyljið með köldu vatni um 1 tommu. Látið suðuna koma upp og eldið í 1 mínútu. Lokið pottinum með þéttu loki og takið af hitanum; látið sitja í 8 til 10 mínútur. Tæmið vel og látið kólna áður en það er skrælt og skorið í sneiðar.

c) Bræðið smjörið í stórri pönnu við meðalháan hita. Notaðu pappírshandklæði til að þurrka báðar hliðar steikarinnar. Hellið ólífuolíu yfir og kryddið með salti og pipar. Bætið steikinni við pönnuna og eldið, snúið einu sinni, þar til hún er soðin í gegnum til að tilbúinn er tilbúinn, 3 til 4 mínútur á hlið fyrir miðlungs sjaldgæft. Látið hvíla í 10 mínútur áður en það er skorið í hæfilega stóra bita.

d) Til að setja saman salötin skaltu setja spínat í máltíðarílát; efst með röðuðum röðum af steik, eggjum, tómötum, pekanhnetum og fetaost. Lokið og kælið í allt að 3 daga. Berið fram með balsamic vínaigrette eða viðeigandi dressingu.

89.Sætar kartöflu næringarskálar

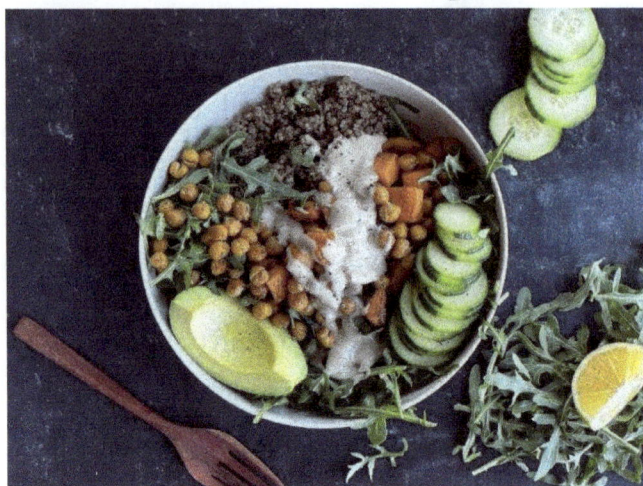

Hráefni

- 2 miðlungs sætar kartöflur, skrældar og skornar í 1 tommu bita

- 3 matskeiðar extra virgin ólífuolía, skipt

- $\frac{1}{2}$ tsk reykt paprika

- Kosher salt og nýmalaður svartur pipar, eftir smekk

- 1 bolli farro

- 1 búnt lacinato grænkál, rifið

- 1 msk nýkreistur sítrónusafi

- 1 bolli rifið rauðkál

- 1 bolli helmingaðir kirsuberjatómatar

- $\frac{3}{4}$ bolli stökkar Garbanzo baunir

- 2 avókadó, skorin í helminga, skorin og afhýdd

Leiðbeiningar

a) Forhitið ofninn í 400 gráður F. Klæðið bökunarplötu með bökunarpappír.

b) Setjið sætu kartöflurnar á tilbúna bökunarplötu. Bætið 1 ½ msk af ólífuolíunni og paprikunni út í, kryddið með salti og pipar og blandið varlega saman. Raðið í eitt lag og bakið í 20 til 25 mínútur, snúið einu sinni, þar til það er auðvelt að stinga í gegn með gaffli.

c) Eldið farro samkvæmt leiðbeiningum á pakka; setja til hliðar.

d) Blandið kálinu, sítrónusafanum og 1 ½ msk ólífuolíu sem eftir er saman í meðalstórri skál. Nuddið grænkálinu þar til það hefur blandast vel saman og kryddið með salti og pipar eftir smekk.

e) Skiptið farro í máltíðarílát. Toppið með sætum kartöflum, hvítkáli, tómötum og stökkum garbanzos. Geymið í kæli í allt að 3 daga. Berið fram með avókadóinu.

90. Tælenskar kjúklingabúddaskálar

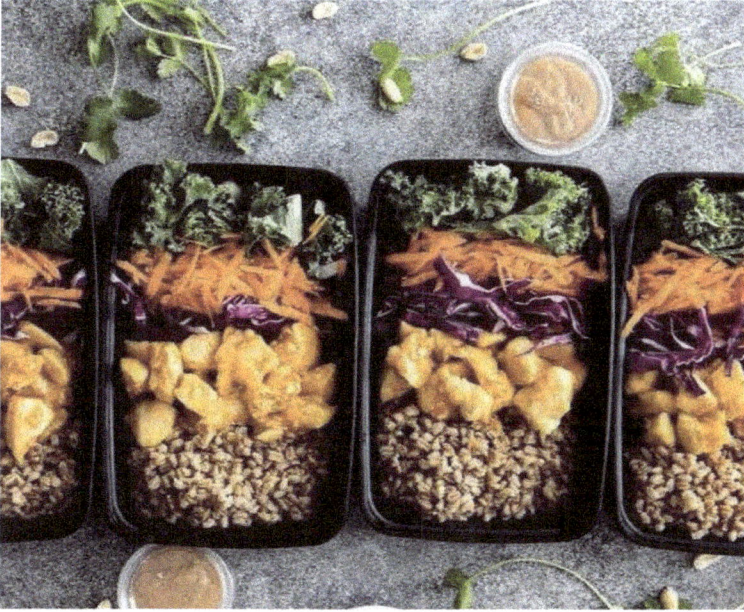

Hráefni

Krydduð hnetusósa

- 3 matskeiðar rjómalöguð hnetusmjör

- 2 matskeiðar nýkreistur lime safi

- 1 matskeið sojasósa með minni natríum

- 2 tsk dökk púðursykur

- 2 tsk sambal oelek (malað ferskt chilipasta)

Salat

- 1 bolli farro

- $\frac{1}{4}$ bolli kjúklingakraftur

- 1 $\frac{1}{2}$ msk sambal oelek (malað ferskt chilipasta)

- 1 matskeið ljós púðursykur

- 1 matskeið nýkreistur lime safi

- 1 pund beinlausar, roðlausar kjúklingabringur, skornar í 1 tommu bita

- 1 matskeið maíssterkju

- 1 msk fiskisósa

- 1 matskeið ólífuolía

- 2 hvítlauksrif, söxuð

- 1 skalottlaukur, saxaður

- 1 msk nýrifinn engifer

- Kosher salt og nýmalaður svartur pipar, eftir smekk

- 2 bollar rifið grænkál

- 1 ½ bolli rifið fjólublátt hvítkál

- 1 bolli baunaspíra

- 2 gulrætur, skrældar og rifnar

- ½ bolli fersk kóríanderlauf

- ¼ bolli ristaðar jarðhnetur

Leiðbeiningar

a) FYRIR HNETUSÓNUNA: Þeytið saman hnetusmjör, limesafa, sojasósu, púðursykur, sambal oelek og 2 til 3 msk vatn í lítilli skál. Lokið og kælið í allt að 3 daga.

b) Eldið farro samkvæmt leiðbeiningum á pakka; setja til hliðar.

c) Á meðan farro eldar, þeytið saman soðið, sambal oelek, púðursykur og limesafa í lítilli skál; setja til hliðar.

d) Blandaðu saman kjúklingi, maíssterkju og fiskisósu í stórri skál, blandaðu því saman og láttu kjúklinginn gleypa maíssterkjuna í nokkrar mínútur.

e) Hitið ólífuolíuna á stórri pönnu yfir meðalhita. Bætið kjúklingnum út í og eldið þar til hann er gullinn, 3 til 5 mínútur. Bætið hvítlauknum, skalottlaukinum og engiferinu út í og haltu áfram að elda, hrærið oft þar til ilmandi, um það bil 2 mínútur. Hrærið soðblöndunni saman við og eldið þar til það þykknar aðeins, um 1 mínútu. Kryddið með salti og pipar eftir smekk.

f) Skiptið farro í matarílát. Toppið með kjúklingi, grænkáli, káli, baunaspírum, gulrótum, kóríander og hnetum. Geymist þakið í kæli í 3 til 4 daga. Berið fram með sterkri hnetusósunni.

91.Tælensk hnetukjúklingapappír

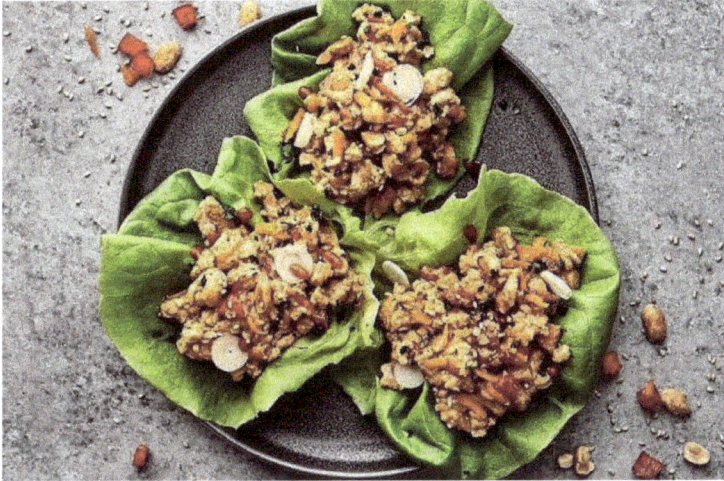

Hráefni

Kókos karrý hnetusósa

- ¼ bolli létt kókosmjólk

- 3 matskeiðar rjómalöguð hnetusmjör

- 1 ½ matskeið kryddað hrísgrjónavínsedik

- 1 matskeið sojasósa með minni natríum

- 2 tsk dökk púðursykur

- 1 tsk chili hvítlaukssósa

- ¼ tsk gult karrýduft

Vefja

- 2 ½ bollar afgangur af hægelduðum kjúklingi

- 2 bollar rifið Napa hvítkál

- 1 bolli þunnt sneidd rauð paprika

- 2 gulrætur, skrældar og skornar í eldspýtustangir

- 1 ½ msk nýkreistur lime safi

- 1 msk ólífuolíumajónesi

- Kosher salt og nýmalaður svartur pipar, eftir smekk

- 3 aura fituskert rjómaostur, við stofuhita

- 1 tsk nýrifinn engifer

- 4 (8 tommu) sólþurrkaðir tómatar tortilla umbúðir

Leiðbeiningar

a) FYRIR KOKOS KARRY HNUTUSÓSAN: Þeytið saman
   kókosmjólk, hnetusmjör, hrísgrjónavínsedik, sojasósu,
   púðursykur, chili hvítlaukssósu og karrýduft í lítilli skál.
   Settu til hliðar 3 matskeiðar fyrir kjúklinginn; kælið
   afganginn þar til hann er tilbúinn til framreiðslu.

b) Blandið saman kjúklingnum og 3 msk hnetusósu í stórri skál
   og hrærið þar til það er húðað.

c) Í meðalstórri skál skaltu sameina hvítkál, papriku, gulrætur,
   lime safa og majónesi; kryddið með salti og pipar eftir
   smekk.

d) Blandið saman rjómaostinum og engiferinu í lítilli skál;
   kryddið með salti og pipar eftir smekk.

e) Dreifðu rjómaostablöndunni jafnt yfir tortillurnar og skildu
   eftir 1 tommu brún. Toppið með kjúklingnum og kálblöndunni.
   Brjóttu hliðarnar inn um það bil 1 tommu, rúllaðu síðan þétt
   upp frá botninum. Geymist þakið í kæli í 3 til 4 daga. Berið
   hverja umbúðir fram með kókos karrý hnetusósu.

92.Kalkúna spínat hjól

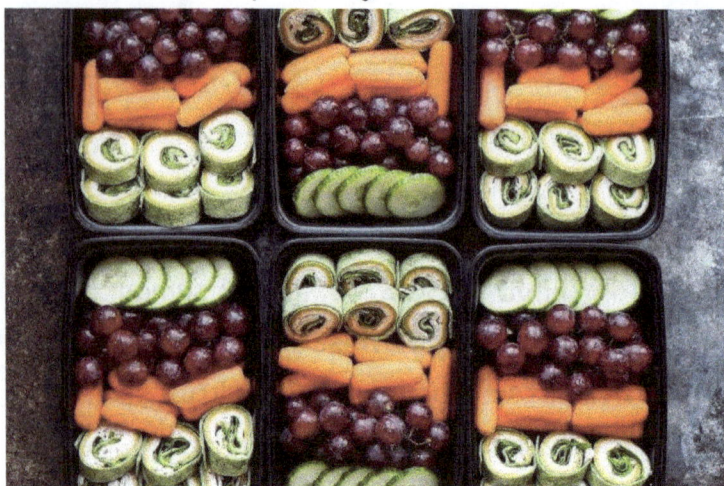

Hráefni

- 1 sneið af cheddar osti

- 2 aura þunnt sneiðar kalkúnabringur

- ½ bolli barnaspínat

- 1 (8 tommu) spínat tortilla

- 6 barnagulrœtur

- ¼ bolli vínber

- 5 gúrkusneiðar

Leiðbeiningar

a) Setjið ostinn, kalkúninn og spínatið í miðju tortillunnar. Leggið neðri brún tortillunnar vel yfir spínatið og brjótið inn hliðarnar. Rúllið upp þar til toppnum á tortillunni er náð. Skerið í 6 hjól.

b) Settu hjólahjól, gulrœtur, vínber og agúrkusneiðar í matarílát. Geymist þakið í kæli í 2 til 3 daga.

93.Kalkúna taco salat

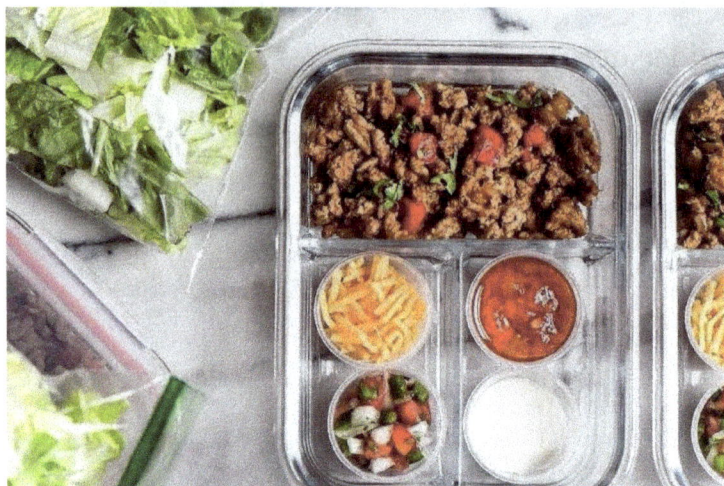

Hráefni

- 1 matskeið ólífuolía

- 1 ½ pund malaður kalkúnn

- 1 (1,25 únsur) pakki taco krydd

- 8 bollar rifið romaine salat

- ½ bolli pico de gallo (heimabakað eða keypt í búð)

- ½ bolli grísk jógúrt

- ½ bolli rifinn mexíkóskur ostablanda

- 1 lime, skorið í báta

Leiðbeiningar

a) Hitið ólífuolíuna á stórri pönnu við meðalháan hita. Bætið kalkúnnum saman við og eldið þar til það er brúnt, 3 til 5 mínútur, vertu viss um að mola kjötið þegar það eldar; hrærið tacokryddinu saman við. Tæmdu umfram fitu.

b) Setjið romaine salatið í samlokupoka. Settu pico de gallo, jógúrt og ost í aðskilda 2-eyri Jell-O-shot bolla með loki. Settu þetta allt - kalkúnn, romaine, pico de gallo, jógúrt, ost og limebáta - í máltíðarílát.

94.Mjög grænt mason jar salat

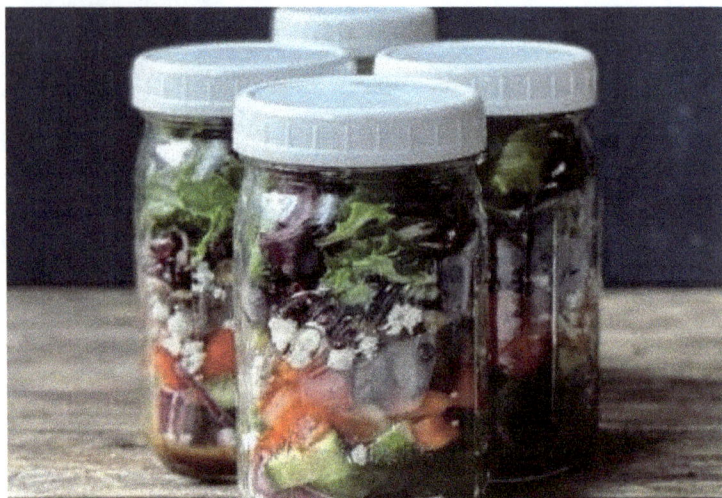

Hráefni

- $\frac{3}{4}$ bolli perlubygg

- 1 bolli fersk basilíkublöð

- $\frac{3}{4}$ bolli 2% grísk jógúrt

- 2 grænir laukar, saxaðir

- 1 $\frac{1}{2}$ msk nýkreistur lime safi

- 1 hvítlauksgeiri, afhýddur

- Kosher salt og nýmalaður svartur pipar, eftir smekk

- $\frac{1}{2}$ ensk agúrka, gróft skorin

- 1 pund (4 lítil) kúrbít, spíralsett

- 4 bollar rifið grænkál

- 1 bolli frosnar grænar baunir, þiðnar

- $\frac{1}{2}$ bolli mulinn fituskertur fetaostur

- $\frac{1}{2}$ bolli ertasprotar

- 1 lime, skorið í báta (má sleppa)

Leiðbeiningar

a) Eldið byggið samkvæmt leiðbeiningum á pakka; látið kólna alveg og setjið til hliðar.

b) Til að búa til dressinguna skaltu blanda basil, jógúrt, grænum lauk, limesafa og hvítlauk saman í skál matvinnsluvélar og smakka til með salti og pipar. Púlsaðu þar til það er slétt, um 30 sekúndur til 1 mínútu.

c) Skiptu dressingunni í 4 (32 aura) breiðar glerkrukkur með loki. Toppið með gúrku, kúrbítsnúðlum, byggi, grænkáli, baunum, feta og ertasprotum. Geymið í kæli í allt að 3 daga.

d) Til að bera fram skaltu hrista innihaldið í krukku. Berið fram strax, með limebátum, ef vill.

95.Kúrbít vorrúlluskálar

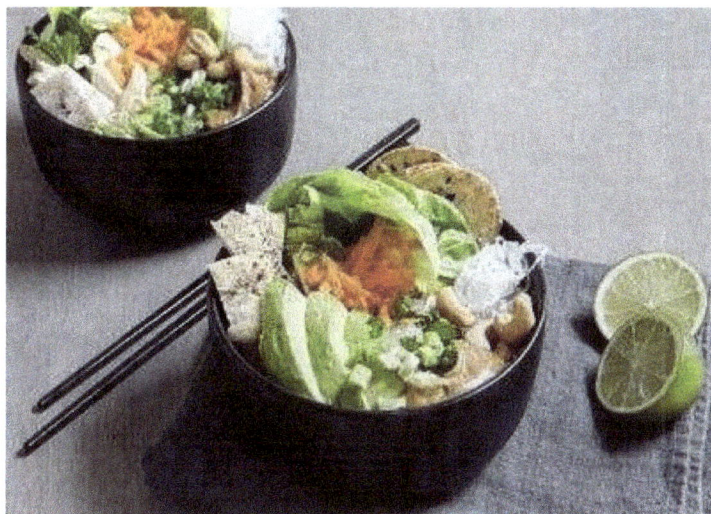

Hráefni

- 3 matskeiðar rjómalöguð hnetusmjör

- 2 matskeiðar nýkreistur lime safi

- 1 matskeið sojasósa með minni natríum

- 2 tsk dökk púðursykur

- 2 tsk sambal oelek (malað ferskt chilipasta)

- 1 pund meðalstór rækja, afhýdd og afveguð

- 4 meðalstór kúrbít, spíralsett

- 2 stórar gulrætur, skrældar og rifnar

- 2 bollar rifið fjólublátt hvítkál

- ⅓ bolli fersk kóríanderlauf

- ⅓ bolli basil lauf

- ¼ bolli myntulauf

- ¼ bolli saxaðar ristaðar jarðhnetur

Leiðbeiningar

a) FYRIR HNETUSÓNUNA: Þeytið saman hnetusmjör, limesafa, sojasósu, púðursykur, sambal oelek og 2 til 3 msk vatn í lítilli skál. Geymið í kæli í allt að 3 daga þar til það er tilbúið til framreiðslu.

b) Í stórum potti af sjóðandi söltu vatni, eldið rækjurnar þar til þær verða bleikar, um það bil 3 mínútur. Tæmið og kælið í skál með ísvatni. Tæmið vel.

c) Skiptu kúrbítnum í matarílát. Toppið með rækjum, gulrótum, káli, kóríander, basil, myntu og hnetum. Geymist þakið í kæli í 3 til 4 daga. Berið fram með sterkri hnetusósunni.

FRYSTIMÁLTÍÐIR

96. Butternut squash franskar

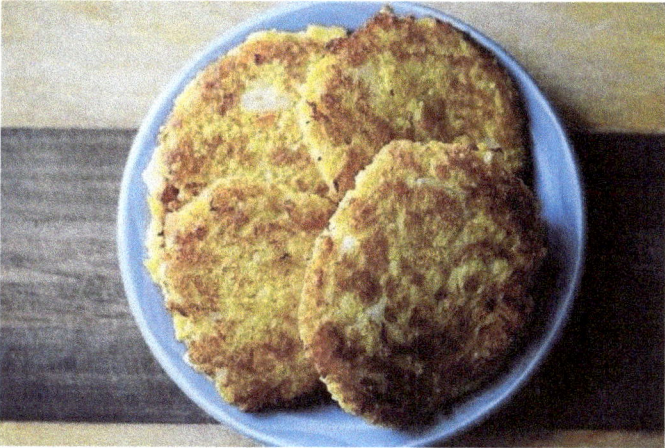

Hráefni

- 4 bollar rifið butternut squash

- ⅓ bolli hvítt heilhveiti

- 2 hvítlauksrif, söxuð

- 2 stór egg, þeytt

- ½ tsk þurrkað timjan

- ¼ teskeið þurrkuð salvía

- Klípa af múskat

- Kosher salt og nýmalaður svartur pipar, eftir smekk

- 2 matskeiðar ólífuolía

- ¼ bolli grísk jógúrt (valfrjálst)

- 2 matskeiðar saxaður ferskur graslaukur (valfrjálst)

Leiðbeiningar

a) Í stórri skál skaltu sameina leiðsögn, hveiti, hvítlauk, egg, timjan, salvíu og múskat; kryddið með salti og pipar.

b) Hitið ólífuolíuna á stórri pönnu við meðalháan hita. Í skömmtum skaltu ausa um 2 matskeiðar af deigi fyrir hverja pönnu, bæta á pönnuna og fletja út með spaða. Eldið þar til undirhliðin er fallega gullinbrún, um það bil 2 mínútur. Snúið við og eldið á hinni hliðinni, 1 til 2 mínútum lengur. Færið yfir á pappírsklædda disk.

c) Berið fram strax, með grískri jógúrt og graslauk ef vill.

d) AÐ FRYSTA: Setjið soðnu kökurnar á bökunarplötu í einu lagi; hyljið vel með plastfilmu og frystið yfir nótt. Flyttu í frystipoka og geymdu í frysti í allt að 3 mánuði. Þegar það er tilbúið til að þjóna, bakið við 350 gráður F í um það bil 10 til 15 mínútur, þar til það er hlýnað, snúið við hálfa leið. Færið yfir á pappírsklædda disk.

97.Gulrót engifer súpa

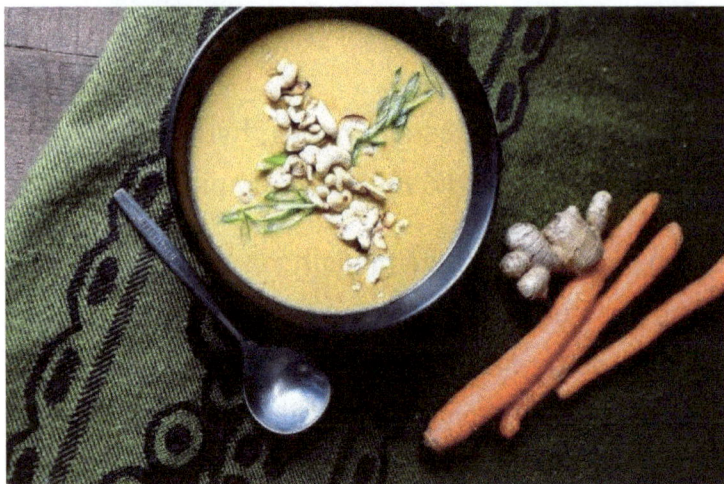

Hráefni

- 2 punda gulrætur, skrældar og saxaðar

- 1 sæt kartöflu, skrældar og saxaðar

- 1 sætur laukur, saxaður

- 3 hvítlauksrif

- 1 ($\frac{3}{4}$ tommu) stykki ferskt engifer, skrælt og skorið í sneiðar

- 1 tsk reykt paprika

- 2 lárviðarlauf

- 6 bollar grænmetiskraftur, auk meira ef þarf

- Kosher salt og nýmalaður svartur pipar, eftir smekk

- $\frac{1}{3}$ bolli fersk kóríanderlauf

- $\frac{1}{4}$ bolli fersk myntulauf

- 2 matskeiðar nýkreistur lime safi

- $\frac{1}{3}$ bolli þungur rjómi

- $\frac{1}{4}$ tsk reykt paprika (má sleppa)

Leiðbeiningar

a) Sameina gulrætur, sætar kartöflur, lauk, hvítlauk, engifer, papriku, lárviðarlauf og soðið í stórum hollenskum ofni; kryddið með salti og pipar.

b) Látið suðuna koma upp; minnkið hitann og látið malla þar til gulræturnar eru mjúkar, 25 til 30 mínútur. Hrærið kóríander, myntu og limesafa saman við. Fargið lárviðarlaufunum.

c) Maukið með blöndunartæki í æskilega þéttleika. Ef súpan er of þykk, bætið þá við meira soði eftir þörfum.

d) Hrærið rjómanum saman við og eldið þar til hann er orðinn í gegn, um það bil 2 mínútur. Berið fram strax, skreytt með papriku ef vill.

e) AÐ FRYSTA: Sleppið rjómanum þar til það er tilbúið til framreiðslu. Skerið kældu súpuna í ziplock frystipoka og leggið pokana flata í einu lagi í frystinum. Til að bera fram, bætið rjómanum út í og hitið aftur við vægan hita, hrærið af og til, þar til það er hitað í gegn.

98.Ostur kjúklingur og spergilkál hrísgrjón pottur

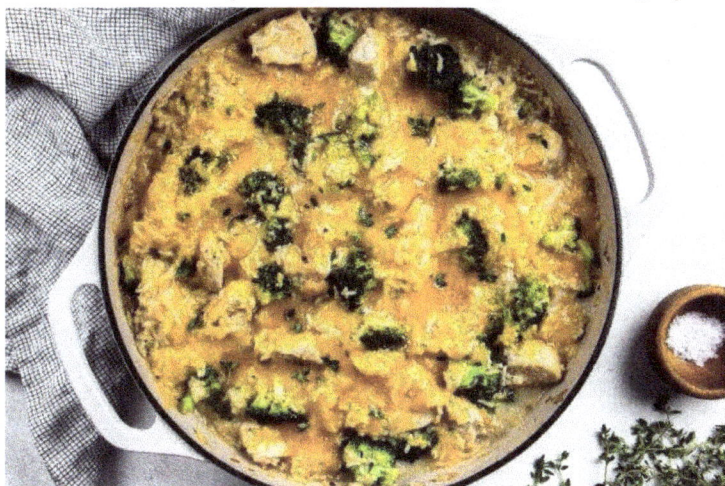

Hráefni

- 1 (6 aura) pakki langkorna og villtra hrísgrjónablöndu

- 3 matskeiðar ósaltað smjör

- 3 hvítlauksrif, söxuð

- 1 laukur, skorinn í bita

- 2 bollar cremini sveppir, skornir í fjórða

- 1 sellerístilkur, skorinn í teninga

- $\frac{1}{2}$ tsk þurrkað timjan

- 1 matskeið alhliða hveiti

- $\frac{1}{4}$ bolli þurrt hvítvín

- 1 $\frac{1}{4}$ bolli kjúklingakraftur

- Kosher salt og nýmalaður svartur pipar, eftir smekk

- 3 bollar spergilkál

- $\frac{1}{2}$ bolli sýrður rjómi

- 2 bollar afgangur af rifnum rotisserie kjúklingi

- 1 bolli rifinn fituskertur cheddar ostur, skipt

- 2 matskeiðar saxað fersk steinseljulauf (valfrjálst)

Leiðbeiningar

a) Forhitaðu ofninn í 375 gráður F.

b) Eldið hrísgrjónablönduna samkvæmt leiðbeiningum á pakka; setja til hliðar.

c) Bræðið smjörið í stórri ofnheldri pönnu við meðalháan hita. Bætið hvítlauknum, lauknum, sveppunum og selleríinu út í og eldið, hrærið af og til, þar til það er mjúkt, 3 til 4 mínútur. Hrærið timjan út í og eldið þar til það er ilmandi, um 1 mínútu.

d) Þeytið hveiti út í þar til það er léttbrúnt, um 1 mínútu. Þeytið vínið og soðið smám saman út í. Eldið, þeytið stöðugt, þar til það er örlítið þykknað, 2 til 3 mínútur; kryddið með salti og pipar eftir smekk.

e) Hrærið spergilkálinu, sýrðum rjóma, kjúklingnum, $\frac{1}{2}$ bolli af ostinum og hrísgrjónunum saman við. Ef þú frystir pottinn til síðari notkunar skaltu hætta hér og fara yfir í skref 7. Annars skaltu strá restinni af $\frac{1}{2}$ bolla ostinum yfir.

f) Færðu pönnuna yfir í ofninn og bakaðu þar til potturinn er freyðandi og hitinn í gegn, 20 til 22 mínútur. Berið fram strax, skreytt með steinselju ef vill.

g) Frysta.

99.Kjúklinga- og kínóa tortilla súpa

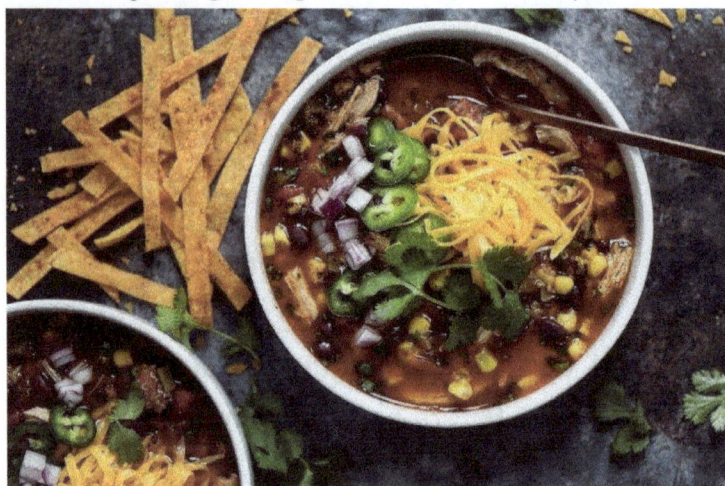

Hráefni

Bakaðar tortilla ræmur

- 4 maístortillur, skornar í þunnar strimla

- ½ tsk chiliduft, eða meira eftir smekk

- Kosher salt og nýmalaður svartur pipar, eftir smekk

- 1 matskeið ólífuolía

Súpa

- 1 pund beinlausar, roðlausar kjúklingabringur

- Kosher salt og nýmalaður svartur pipar, eftir smekk

- 3 hvítlauksrif, söxuð

- 1 laukur, skorinn í bita

- 1 græn paprika, skorin í teninga

- 2 matskeiðar tómatmauk

- 1 matskeið chiliduft

- 1 ½ tsk malað kúmen

- 1 tsk þurrkað oregano

- 8 bollar kjúklingakraftur

- 1 (28-únsu) dós tómatar í hægeldunum

- 1 (15 aura) dós svartar baunir, tæmd og skoluð

- 1 ½ bolli maískjarna (frystir, niðursoðnir eða ristaðir)

- ½ bolli kínóa

- Safi úr 1 lime

- ½ bolli söxuð fersk kóríanderlauf

- Valfrjálst skreyting: rifinn cheddar ostur, hakkaður rauðlaukur, jalapeño sneiðar, kóríanderlauf

Leiðbeiningar

a) FYRIR TORTILLA STRÍMAR: Forhitið ofninn í 375 gráður F. Smyrjið létt bökunarplötu eða hjúpið með nonstick úða.

b) Dreifðu tortilla ræmunum í einu lagi á tilbúna bökunarplötuna; Kryddið með chiliduftinu, salti og pipar og hjúpið með nonstick úða. Bakið þar til það er stökkt og gullið, 10 til 12 mínútur, hrærið hálfa leið; sett til hliðar og látið kólna.

c) Hitið ólífuolíuna í stórum potti eða hollenskum ofni yfir miðlungshita. Kryddið kjúklinginn með salti og pipar. Bætið kjúklingnum í pottinn og eldið þar til hann er gullinn, 2 til 3 mínútur á hlið; færið á disk og setjið til hliðar.

d) Bætið hvítlauknum, lauknum og paprikunni í pottinn og eldið, hrærið af og til, þar til það er mjúkt, 3 til 4 mínútur. Hrærið tómatmaukinu, chiliduftinu, kúmeninu og oregano saman við og eldið þar til það er ilmandi, um 1 mínútu. Hrærið kjúklingnum saman við ásamt soðinu, tómötunum, svörtum baunum og maís. Látið suðuna koma upp; minnkið hitann og látið malla, án loks, þar til kjúklingurinn er mjúkur og eldaður í gegn, 20 til 25 mínútur. Takið kjúklinginn úr pottinum og rífið hann með tveimur gafflum.

e) Setjið rifna kjúklinginn aftur í pottinn ásamt kínóainu og látið malla, án loks, þar til kínóaið er meyrt, 15 til 20 mínútur. Hrærið limesafa og kóríander saman við og kryddið með salti og pipar eftir smekk.

f) Berið fram strax með bökuðu tortilla ræmunum og viðbótarskreytingum ef vill.

100.   Kalkúna tamale bökur með maísbrauðskorpu

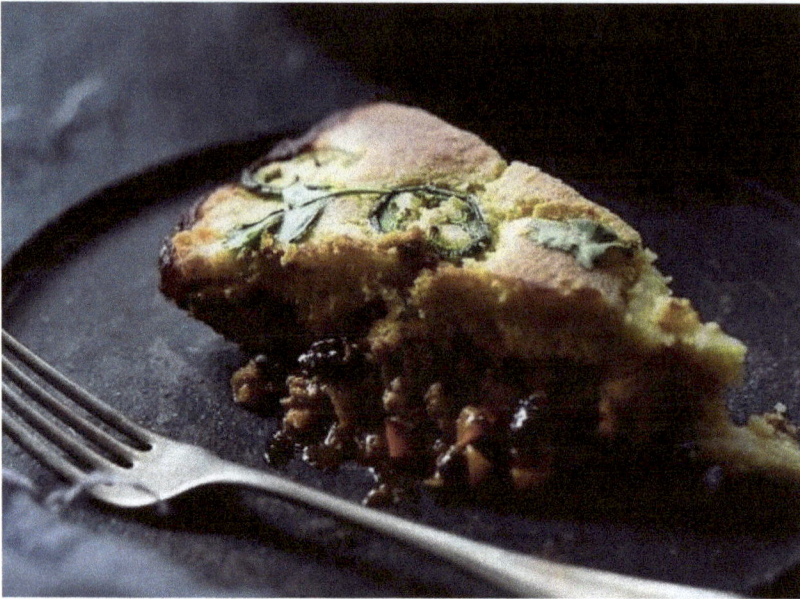

Hráefni

Fylling

- 1 matskeið ólífuolía

- 1 punds maluð kalkúnabringa

- 2 hvítlauksrif, söxuð

- 1 laukur, skorinn í bita

- 1 meðalstór poblano pipar, fræhreinsaður og skorinn í teninga

- 2 tsk chili duft

- 1 tsk þurrkað oregano

- $\frac{3}{4}$ teskeið malað kúmen

- Kosher salt og nýmalaður svartur pipar, eftir smekk

- 2 (14,5 aura) dósir, soðnir tómatar að mexíkóskum stíl

- 1 bolli maískorn

- 2 matskeiðar söxuð fersk kóríanderlauf

Cheddar-cilantro maísbrauðskorpa

- $\frac{1}{2}$ bolli gult maísmjöl

- $\frac{1}{4}$ bolli alhliða hveiti

- 1 tsk lyftiduft

- ¼ teskeið kosher salt

- ¾ bolli fituskert súrmjólk

- 1 stórt egg

- 1 matskeið ósaltað smjör, brætt

- ¾ bolli rifinn extra skarpur cheddar ostur

- ¼ bolli söxuð fersk kóríanderlauf

Leiðbeiningar

a) Forhitið ofninn í 425 gráður F. Olíu létt 6 (10 únsu) ramekin eða kápu með nonstick úða.

b) FYRIR FYLLINGU: Hitið ólífuolíuna á stórri pönnu við meðalháan hita. Bætið mulið kalkún, hvítlauk, lauk og poblano saman við. Eldið þar til kalkúninn hefur brúnast, 3 til 5 mínútur, vertu viss um að mylja kalkúninn þegar hann eldar. Hrærið chiliduftinu, oregano og kúmeni út í; kryddið með salti og pipar. Tæmdu umfram fitu.

c) Hrærið tómötunum saman við og brjótið þá upp með bakinu á skeið. Látið suðuna koma upp og hrærið maís og kóríander saman við. Skiptið blöndunni í tilbúnar ramekin.

d) FYRIR SKORPAN: Blandið saman maísmjöli, hveiti, lyftidufti og salti í meðalstórri skál. Þeytið súrmjólkina, eggið og smjörið saman í stórum mæliglasi eða annarri skál. Hellið blautu blöndunni yfir þurru hráefnin og hrærið með gúmmíspaða þar til það er rakt. Bætið ostinum og kóríander út í og blandið varlega saman til að blanda saman.

e) Toppið fyllinguna í ramekinunum með skorpublöndunni í jöfnu lagi. Setjið á bökunarplötu og bakið þar til hún er gullinbrún og skorpan hefur stífnað, um 25 mínútur. Látið kólna 10 mínútur áður en það er borið fram, skreytt með viðbótar kóríanderlaufum.

f) AÐ FRYSTA: Ekki búa til skorpuna fyrr en á framreiðsludegi. Undirbúið fyllinguna til loka skrefs 3, hyljið síðan einstaka ramekins vel með plastfilmu. Frystið í allt að 3 mánuði. Til að bera fram skaltu fjarlægja plastfilmuna. Hyljið ramekins með álpappír og bakið við 425 gráður F í 45 mínútur á meðan þú gerir skorpuna. Afhjúpaðu ramekins og toppið með skorpublöndunni. Bakið í 20 til 30 mínútur til viðbótar, þar til það er alveg eldað í gegn.

NIÐURSTAÐA

Að borða rétt snýst ekki bara um að segja nei við óhollustu - það snýst um að segja já við jafn ljúffenga valkostinum sem er þegar tilbúinn og bíður þín.